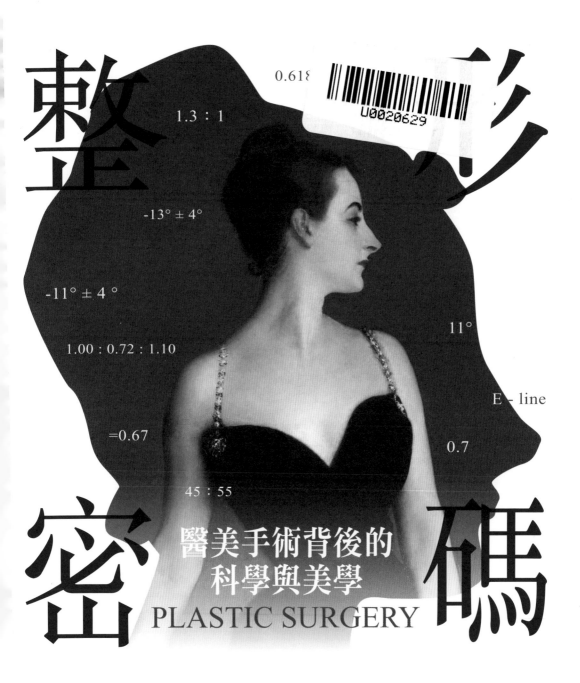

整形

0.618

1.3：1

-13°±4°

-11°±4°

11°

1.00：0.72：1.10

E－line

=0.67

0.7

45：55

整形密碼

醫美手術背後的
科學與美學

PLASTIC SURGERY

醫學博士
劉韜滔 著

國家圖書館出版品預行編目（CIP）資料

整形密碼：醫美手術背後的科學與美學 / 劉韜滔作 . -- 初版 . -- 臺北市：墨刻出版股份有限公司出版：英屬蓋曼群島商家庭傳媒股份有限公司城邦分公司發行, 2022.10

面； 公分

ISBN 978-986-289-774-4(平裝)

1.CST: 整型外科 2.CST: 美容手術

416.48   111016383

墨刻出版

整形密碼

醫美手術背後的科學與美學

作　　　者	劉韜滔
審　　　訂	安伯忠
編 輯 總 監	饒素芬
責 任 編 輯	林宜慧
圖 書 設 計	袁宜如
行 銷 企 劃	周詩嫻

發 　行 　人	何飛鵬
事業群總經理	李淑霞
社　　　長	饒素芬
出 版 公 司	墨刻出版股份有限公司
地　　　址	台北市民生東路 2 段 141 號 9 樓
電　　　話	886-2-25007008
傳　　　真	886-2-25007796
E M A I L	service@sportsplanetmag.com
網　　　址	www.sportsplanetmag.com

發 　　　行	英屬蓋曼群島商家庭傳媒股份有限公司城邦分公司
地　　　址	104 台北市民生東路 2 段 141 號 2 樓
讀者服務電話	0800-020-299
讀者服務傳真	02-2517-0999
讀者服務信箱	csc@cite.com.tw
劃 撥 帳 號	19833516
戶　　　名	英屬蓋曼群島商家庭傳媒股份有限公司城邦分公司

香 港 發 行	城邦（香港）出版集團有限公司
地　　　址	香港灣仔駱克道 193 號東超商業中心 1 樓
電　　　話	852-2508-6231
傳　　　真	852-2578-9337

馬 新 發 行	城邦（馬新）出版集團有限公司
地　　　址	41, Jalan Radin Anum, Bandar Baru Sri Petaling, 57000 Kuala Lumpur, Malaysia
電　　　話	603-90578822
傳　　　真	603-90576622

經 　銷 　商	聯合發行股份有限公司（電話：886-2-29178022）、金世盟實業股份有限公司
製　　　版	漾格科技股份有限公司
印　　　刷	漾格科技股份有限公司
城 邦 書 號	LSK001

I S B N　978-986-289-774-4（平裝）
E I S B N　9789862897713（EPUB）
定價 NT 380 元
2022 年 10 月初版

序

十餘年前，我剛攻讀整形外科研究所的時候，曾將汪良能教授主編的《整形外科學》通讀了一遍：全書上千頁，我花費3個月的時間，筆記做了厚厚一本。那時候我覺得自己頭腦清楚，手很巧。不過，當時我也意識到，要想成長為一個優秀的整形外科醫師，我還需要培養自己的審美品味。

審美能力屬於意識形態的領域。像我這樣從縣城參加高考來到首都學習的孩子，除了認真學習專業知識，還亟須開闊眼界。這當然不是指在吃穿用度等方面的改變。我現在還記得自己第一次去國家博物館參觀時體驗到的震撼。

由於種種原因，我畢業之後並沒有從事整形外科專業工作，不過仍然時時關注著學界動態。工作之後，每當出現抑鬱沉淪的情緒，我常常會從東單（北京東城區）出發，前往國家博物館或者中國美術館閒逛。中國美術館東邊，有一家24小時開放的三聯書店。我有時會在這裡待上大半天，讀書間歇去旁邊的陝西麵館吃一碗酸湯水餃。這種習慣一直保持至今。

賈伯斯（Steve Jobs）在他著名的史丹佛大學畢業演講中回憶到，他從大學輟學之後並沒有離開學校，而是根據個人愛好選修了英文書法課。他學會了怎麼改變字體、改變間距，這些美好有趣而又無用的知識，為他後來發明蘋果電腦的使用者介面提供了幫助。

前幾年當我應一位朋友的邀請，給一本科普雜誌寫專欄文章的時候，我突然意識到，我之前的種種工作經歷，觀摩到的繪畫藝術作品以及讀到的社會文化知識，都可以彼此串聯起來，應用到整形外科的科普寫作當中。出於對美好事物的熱愛，我根據自己的思考與體會撰寫成此書。

由於許多前往整形醫院的就診者本身健康，並無疾患，因此整形外科相較於其他醫學專科來說高度市場化。很多相關從業人員看上去雖然具備積極的服務意識，但無論是專業知識還是審美能力都良莠不齊。就診者也容易為市場所左右，產生盲目的需求。

為此，本書系統性地介紹了目前醫美整形學科的主要內容，從五官顎面到

生殖器整形，從身體塑形到皮膚管理，一共涵蓋10處人體主要部位。通過對常見外科術式的講解，讀者朋友能夠一窺整形外科的理念與技能。除此之外，本書還從兩千幅經典美術作品中精選了一百餘幅圖片，根據這些經典美術作品，圍繞什麼是人體美？為什麼人們會覺得這樣是美的，而那樣是不美的？做了細緻的闡釋。

在眼整形的相關章節，書中對比唐代石刻仕女畫像與西方羅馬式雕像，東西方女性內眥解剖形態的不同一目了然，並對這種差異的成因做了人類學上的解釋；同時，還分析了清末海上畫派畫家任伯年的人物畫作品，將其與同時期奧地利著名畫家布拉斯的人物畫作做了對比，來說明影響眼睛形態的幾個主要解剖特徵，這些特徵的不同，使人呈現出不同的精神氣質。

在顎面外科部分，本書選取了薩金特和費欣的人物畫像，對顎面解剖特點，尤其是側臉解剖結構，包括鼻、唇、頦（下巴）相對位置關係所決定的審美平面做了舉例說明，由此展開介紹顎面整形外科的主要手術方案和適應症。

關於臉部年輕化，本書在相關章節結合布格羅、薩金特、林布蘭等名家畫作，將整個臉部年輕化的外科手術發展歷程做了清晰的梳理。對手術歷史的總結有助於我們認識學術發展歷程，認識到以「折疊」和「懸吊」為主要外科理念的不同技術流派，在臉部不同解剖層面的手術優缺點。這種通過梳理總結手術歷史進行講述的方法，即使在專業學術綜述中亦未多見。

在形體塑造部分，我們分析了英國維多利亞時期、民國時期以及當下，有關形體美的觀念變遷，並指出這種改變與社會經濟和意識形態的發展相關，有助於讀者朋友形成正確自信的形體美認知觀念。

隨著社會發展和人們觀念的轉變，男女生殖器相關的私密整形成為近年來醫美整形市場中增長較快的治療項目。毋庸諱言，私密整形與人體美、生殖健康和性觀念都密不可分。因此，介紹各類常見私密整形手術，並探討其與性觀念的相互關係，有助於為讀者朋友解疑釋惑。

在全書最後部分，還介紹了以電腦成像技術為代表的最新學科進展，並探討了基因編輯技術可能帶來的風險與倫理挑戰。

總之，全書從圍繞古今中外關於人體美的認知變遷展開，對可能影響整形外科技術理念的社會、文化和經濟的邊緣交叉學科內容，做了綜合分析。這種探討貫穿全書，希望這些內容可以為讀者朋友瞭解人體美學常識提供一些

幫助。

　　中國醫學科學院整形外科醫院的李一琳醫師，同時也是一位專業醫學插畫師，為本書繪製了精緻的手術插圖。另外，上海齊美矯正診所的徐巍娜醫師也為本書提供了部分醫學圖片，在此一併致謝。

　　在為本書選擇美術作品時，除了畫作本身的藝術風格，更主要是考察畫作中人物是否滿足我們想要說明的人體解剖特徵；另一方面，中國傳統人物繪畫不注重寫實技法，而很多中國現當代畫家的作品，由於版權的原因未能與讀者分享。希望未來有機會可以選入這些反映了東亞人群形貌特徵的優秀畫作，以彌補此遺憾。

聲明

　　本書內容只作為知識性科普，不用於指導任何醫美整形行為。作者不對讀者任何整形行為所導致的後果承擔任何責任。醫美整形存在一定技術風險，請有需求的讀者朋友前往專業醫療機構診治。

目錄

第 1 章　眼整形

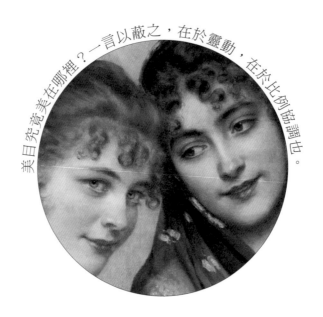

美目究竟美在那裡？一言以蔽之，在於靈動，在於比例協調也。

第1節　從最細微處開始：開眼頭／內眥贅皮矯正術

內眥贅皮的解剖結構

我在北京生活這十幾年間，乾眼的症狀越來越嚴重。眼科同事告訴我，這是季節性過敏，還有過度使用手機、電腦這些3C產品所導致。針對這種症狀，需要先檢查淚管是否通暢，再做淚管栓塞治療。

內側眼角處長有眼睛的附屬器——淚管。眼淚在這裡彙集，流入淚管，可以進入鼻腔和口腔。因此內側眼角這裡有一個好聽的俗稱——淚湖。我們使用眼藥水之後，有時會覺得嘴裡苦澀，就是因為一部分藥水最後進入了口腔。

眼科門診的護理師為了照顧我這個「自己人」，選擇了一個最小號的注射器，疼痛刺激也最小，但因為對技術要求更高，不輕易使用。護理師輕輕牽拉我的眼角內眥，暴露出淚湖，可以看見一個粉色小凹點，那就是淚管開口。護理師把注射器的彎頭輕輕插入淚管，推注一點生理食鹽水。我向她報告，感覺到有液體從鼻腔流到嘴裡。這說明淚管是通暢的。然後護理師用鑷子把栓子填塞進淚管，就像是洩洪的閘門被關閉了，這樣淚水就可以在眼球表面停留更長時間，有助於保持眼睛濕潤。這種栓子是可以分解的物質，有效期大概半年。

有的人在內側眼角前方長有一片半月形皮膚皺褶，這就是「內眥贅皮」，又被稱為「蒙古褶」。可以看出，內眥贅皮把淚湖遮擋住了，起到保護眼睛的作用，在北方惱人的春季裡，沙礫、楊絮等外界異物因此不容易鑽進眼角。內眥贅皮屬於顯性遺傳，據統計，在北亞、東亞地區，內眥贅皮發生率高達50%。為什麼在東北亞地區會有如此高比例的人群長有內眥贅皮呢？有些學者認為，內眥贅皮是對多風沙環境的適應。

常有些漂亮姑娘跟我諮詢內眥贅皮的問題。在她們的觀念中，內眥贅皮已經是嚴重到不可容忍的生理缺陷。這是不對的。我覺得她們是資本主義引領的時尚潮流的受害者。

如果把時間回溯到蒙古帝國迅速擴張的13世紀，東方各民族大概不會認為

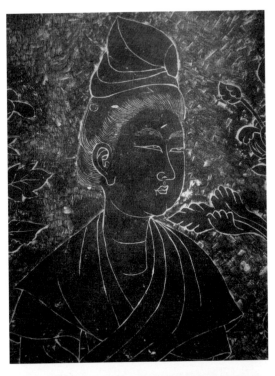

《唐永泰公主石槨線刻仕女畫》
本書作者拍攝

永泰公主是武則天的孫女，其墓內石
槨上有古老技法──陰線雕刻的15
幅仕女人物畫，這是其中之一。仕女
曲眉圓頰，豐美秀雅，為典型的盛唐
時代畫像。畫像中女子眼睛內眥贅皮
明顯，贅皮源於上瞼，向內下方延
伸。這種面貌特徵常見於東亞民族。

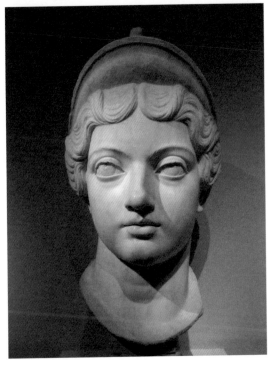

《露西拉Lucilla頭像》
本書作者拍攝

這件大理石頭像製成於西元150-200
年的迦太基（今突尼西亞）。露西拉
是羅馬皇帝路奇烏斯‧維魯斯的妻
子，可以看到該大理石頭像面龐線條
圓潤，眼裂較長，上下眼瞼彙聚於內
眥，呈銳角狀，無內眥贅皮。

內眥贅皮是一種生理缺陷。但是在今天強勢的歐美文化影響下，大多數人確實會覺得去掉內眥贅皮的眼睛看上去會更美一些。

美是客觀存在的，還是一種主觀感受？這是個歷史悠久的美學難題，因為涉及是唯心主義還是唯物主義的意識形態爭論，而顯得更加詭譎難辨。

人體審美是整形外科學術研究當中非常重要的一環。在一個個獨特的審美觀念之間，我們要相信，蘊含在其中的人體美學客觀規律可以被發現和掌握，這是整形外科技術得以開展的前提。整形外科醫師也需要明白，大眾所接受的審美觀念在不同的時空之下會受到環境和文化的顯著影響。否則就難以解釋，為什麼澳洲和美洲原住民的審美迥異於舊大陸，而19世紀英國維多利亞時期的審美潮流，又和之後一百年出現的美國嬉皮文化格格不入。

經濟基礎決定意識形態，不過思想觀念、文化藝術是意識形態中最難改變的一部分。因此，我們有理由相信歐美文化中這種強勢的審美慣性，還會在東亞地區持續很長一段時間。

內眥贅皮影響眼睛形態 —— 寬眼距

內眥贅皮對眼睛形態的影響主要在於兩個方面：改變眼瞼形態和改變眼距寬度。內眥贅皮可以源於眉弓和上眼瞼，或者同時源自上下眼瞼，牽引眼瞼引起眼瞼外形改變；內眥贅皮遮蓋了眼睛內側角，在視覺上會把眼距拉寬，分隔上下瞼的瞼裂變短。

眼距是指雙眼內側眼角之間的距離，眼距寬窄的細微調整會影響人的精神氣質。大多數人都聽說過「三庭五眼」，「五眼」就是指臉部寬度等於5個眼睛的寬度，而眼距就應該等寬於一個眼寬。「三庭五眼」是中國傳統繪畫的術語，這個粗略的概念目前已經被臉部審美所濫用。對於整形外科醫師來說，對顏面部的美學判斷則應該更精準一些。

早期的人類學把黃種人[1]命名為蒙古人種（mongoloid），這一名稱具有一點歧視意味，同源的英文單詞mongolism指的就是唐氏症。這是一種遺傳疾病，染色體異常導致智力低下，其相貌特點就是低鼻樑、寬眼距。

較寬的眼距還多見於鼻樑沒有開始發育的嬰幼兒，寬眼距會給人以缺少攻擊性的溫順感覺。有人喜歡把這種審美趣味稱作「少女感」，這是網路時代新發明的一個詞。

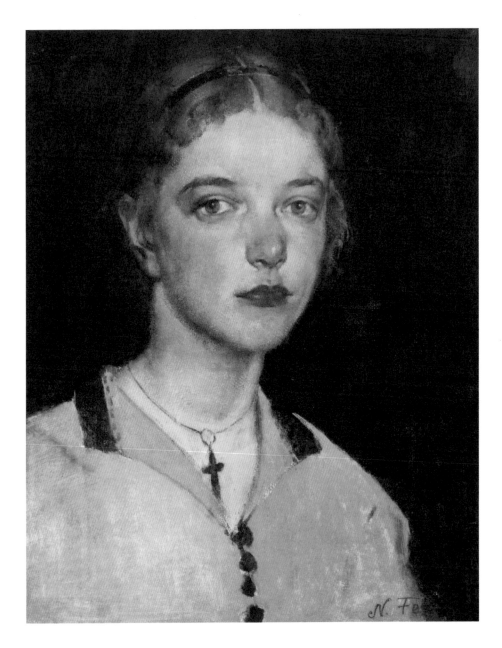

油畫《伊婭》　作者：尼古拉・費欣

畫中的女孩雙眼皮呈平行狀，內眥開大，淚湖暴露明顯。我見過一個女孩子虹膜顏色會發生變化：陽光照射下，她的瞳孔收縮，淺棕色瞳孔邊緣顯露出一圈碧綠的虹膜，真是美麗極了。如果你身邊有愛使小性子、愛哭的女性朋友，你就會明白「女孩是水做的」這句話──當她流淚，突然之間眼淚清晰地彙聚於淚湖，就會一大滴一大滴毫無徵兆地洶湧而出。

中國古代傳說中最有名的寬眼距之人是春秋時期的鑄劍名師干將和莫邪的兒子眉間尺。《搜神記》記載，干將和莫邪的兒子生有異相，「眉間廣尺」，故取名眉間尺，可以想見其眼距之寬。中國的傳統文化認為天生異相者多為奇人，比如《史記》中記載項羽長有雙瞳。眉間尺也是奇男子，他父母干將、莫邪因為鑄劍被楚王迫害而亡，自己最後也因為替父母復仇，刺殺楚王而死。

如果我們在生活之中多加留心，就會發現兔子等草食性動物的雙眼都長在頭部兩側。這有利於牠們觀察道路兩邊的危險，但是在快速奔跑的時候反而不能看到正前方近距離的目標，所以才會有兔子一頭撞暈在樹樁上的事情發生，「守株待兔」的成語故事是有科學依據的。人類是這個星球上最強大的獵食者，和其他肉食動物一樣，雙眼長在臉部正前方，這樣看上去，較窄的眼距會顯得更加咄咄逼人。在主張女性獨立自信的今天，去除內眥贅皮會強化這一點。

內眥贅皮矯正術──整形外科最細微的手術

內眥贅皮矯正術俗稱「開眼頭」，這是整形外科最簡單的手術之一，但是仍然考驗著整形外科醫師的基本功：設計、切開、剝離、縫合。

傳統的內眥贅皮矯正術會在內眥處遺留疤痕。現在的術式由Z型成形術改良而來，有好幾種常見的手術方式，包括Park Z型成形術、Root Z型成形術、皮膚上提法等，主要是為了減少疤痕。此矯正術在東亞地區廣泛流行。

內眥贅皮矯正術對眼部形態的改變仍然是有限的，很多美容醫療機構都喜歡建議患者[2]在內眥擴大的同時進行重瞼成形術（雙眼皮手術），而患者往往會擔心醫療機構提供的這些整體化解決方案到底有沒有必要，會不會只是一種捆

---

1 「黃種人」這種說法在許多嚴謹的學術刊物上已經不常使用了。東亞人的皮膚相較於南亞或中南美洲的人群來說是比較白皙的，但由於「黃河兒女」等詞語被廣泛使用，導致華人對自身是黃種人的這一概念也潛移默化地接納，似乎感受不到黃種人這種說法的不嚴謹性。因此在本書中涉及人類學的地方，一概使用高加索人、東亞人、非洲裔、拉美裔等說法。

2 商業性醫美機構喜歡將來診客戶稱作求美者，公立整形醫院一般仍稱之為患者。本書為了行文方便，按照習慣統一使用患者的稱謂。

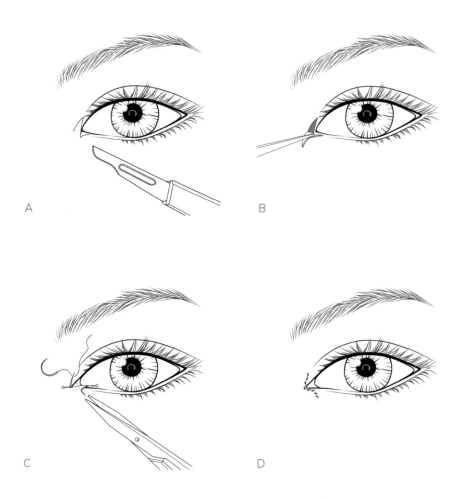

A   B

C   D

內眥贅皮矯正術示意圖　插圖作者：李一琳

如圖所示，沿切口設計線切開皮膚，皮下剝離，調整內眥處皮膚，將多餘的皮膚剪除後重新縫合，由此矯正內眥贅皮。內眥贅皮矯正術雖然簡單，卻很考驗技術，初學者在瞭解後往往會讚歎術式發明者的巧妙構思。

綁銷售的手段。

　　不同於眼瞼外翻、上瞼下垂這些切切實實的解剖結構異常，單純的內眥贅皮並不會妨害人體健康。整形外科醫師和患者都需要明白為什麼去實施一項手術方案，是治療器質性病變，還是改善功能，抑或只是通過改變人體形態，來單純獲得美學意義上的改變？這是整形美容外科不同於其他醫學專科的地方。

　　內眥贅皮矯正術——整形外科最細微的手術之一，由此我們開始一窺整形外科的魅力。

第2節　平行與開扇：雙眼皮手術／重瞼成形術

眼睛的美學特徵

大學實習的時候，有一次從醫院下班，我看見班裡兩名同學在公車月台道別。女生一雙彎彎笑眼，等她笑容凝止，抬頭注視男生，我站在一旁才發現，原來凝視心上人的時候，眼眸真的會發光。雖然兩人從未傳出戀情，但是情愫難以掩蓋。

巧笑倩兮，美目盼兮。真情流露的一剎那，即使是只有少許姿色的女孩子也可以讓少年郎心旌搖曳。

李漁說：「面為一身之主，目又為一面之主。」

美目究竟美在哪裡？一言以蔽之，在於靈動，在於比例協調也。

西方文藝復興之後，人體解剖學的進步是現代醫學發展的基礎。有了局部解剖的基本知識，我們可以仔細分析一雙美目應該具備的基本特徵，包括但不限於以下幾點。

1.眼球和瞼裂的比例適宜

我們都覺得大眼睛好看，是因為瞼裂大，眼球暴露出的比例高，就可以眼波流轉，顧盼生輝。內外眼皆的矯正手術也都是希望通過輕微的調整以改變瞼裂大小。

瞼裂的高度需要在雙眼自然放鬆，平視前方的時候進行測量。上下眼瞼應該剛剛剛好覆蓋角膜的邊緣。上眼瞼應覆蓋角膜上緣2-3公釐，下眼瞼應覆蓋角膜下緣1公釐左右。

如果上眼瞼覆蓋角膜過多，就需要考慮有沒有上瞼下垂的問題，可以在重瞼手術時一起糾正。如果覆蓋過少，角膜上下都會顯露出白色鞏膜，這種眼睛在中國傳統繪畫中被叫作「四白眼」。《世說新語》記載竹林七賢之一的阮籍「能為青白眼。見禮俗之士，以白眼對之」，這就是通過上翻眼睛，露出白色鞏膜來表達蔑視之心。

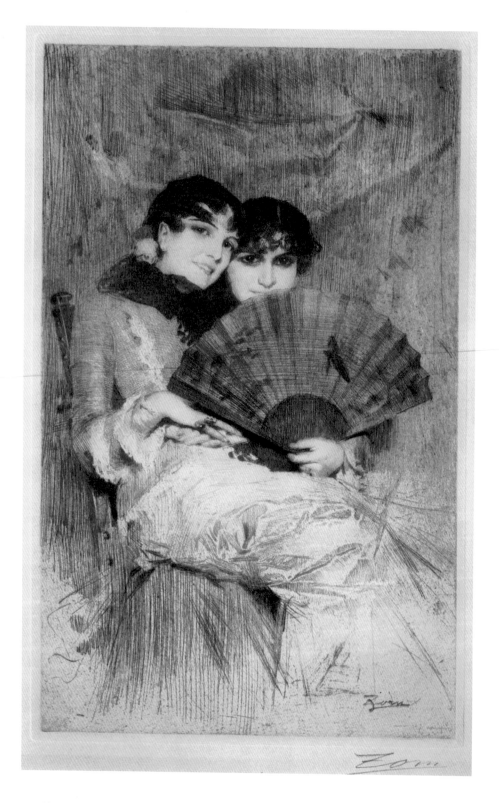

相較於成年人，嬰幼兒的眼睛在臉部占比更大，這和幼兒五官發育不同步有關。乖巧、缺少攻擊性，這就是人們常說的「萌」，這種形貌特點能夠使在人類群體中生活的幼兒有更大概率存活下來。

2.眉眼距和重瞼寬度

輕輕閉上雙眼，上眼瞼邊緣到眉毛的距離稱作眉眼距。東亞人的眉眼距離可以達到20公釐，通常大於高加索人。

自然睜眼的時候，上眼瞼邊緣和雙眼皮皺襞的距離就是雙眼皮的寬度。東亞人顯露出的雙眼皮寬度通常會比高加索人窄2-3公釐。高加索人的雙眼皮寬度可為8-10公釐，而東亞人通常不超過8公釐。如果雙眼皮寬度小於5公釐，會形成人們常說的「內雙」。

3.上下眼瞼緣和內外眥角的輪廓形態

上下眼瞼緣和內外眥角構成了眼睛的輪廓形態。傳統繪畫有許多比喻來描述眼睛形態。眼裂上下距離寬，上眼瞼圓弧幅度大，眼睛更偏圓一點，這是我們說的杏眼。在中國傳統文學作品中，常常描寫美人有一雙杏眼，並認為杏眼跟圓臉搭配更好看。

曹雪芹借賈寶玉的視角描寫寶釵姐姐的模樣「臉若銀盆，眼如水杏」；而黛玉的相貌在《紅樓夢》全書卻只有虛寫「兩彎似蹙非蹙罥煙眉，一雙似泣非泣含露目」。在我的想像當中，黛玉應該是一雙桃花眼，因為絳珠仙子為情而生，而桃花含情。桃花眼的形態是上下眼瞼緣弧度比杏眼更彎曲，內外眼角也比杏眼更銳利一些。

素描《堂姐妹》
作者：安德斯・佐恩

從兩名女子的妝容對比可以看出，濃重的眼影和眼線可以使眼睛看起來在臉部所占比例更大。現代的化妝技術可以讓女子在裝扮前後判若兩人。

眼部整形手術，包括重瞼成形術、內眥矯正術、外眥成形術、上眼瞼下垂矯正術，一方面是為了改善輪廓形態，另一方面也讓眼裂更長、更高一點，達到眼波流轉、顧盼生輝的效果。

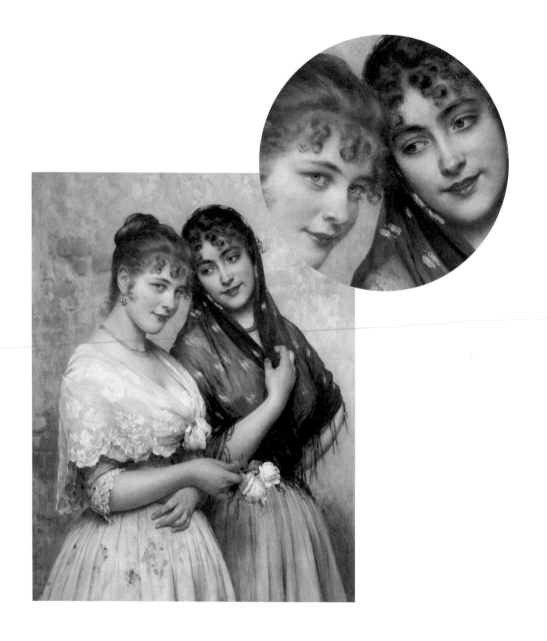

油畫《兩個威尼斯女人》　作者：尤金・布拉斯

尤金・布拉斯這幅畫中，右側女子雙眼皮更寬大明顯，而左側女子接近內雙，但是神情卻更加嫵媚迷人。漂亮女孩聚在一起的時候，其中每一個人的魅力都會增加一點點。

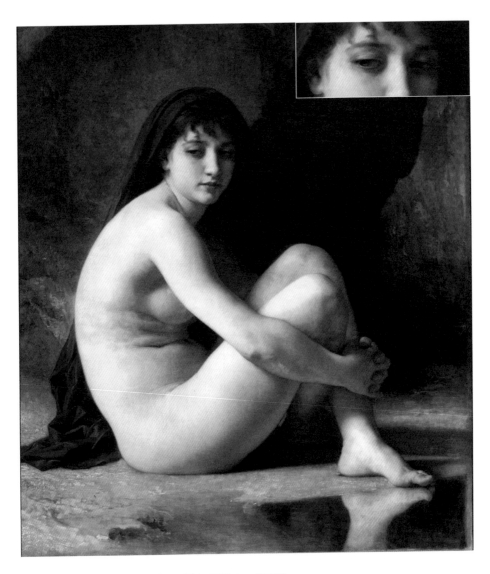

油畫《抱膝坐的浴女》　作者：威廉・阿道夫・布格羅

畫中女子眉眼低垂，可以清晰地看見雙眼皮皺襞。眉、上下瞼緣和雙眼皮皺襞，四道優美的弧
線相互映襯，濃淡益彰。高加索人的雙眼皮寬度往往大於東亞人，因此對於許多醫美診所提供
的寬大「歐式雙眼皮」手術方案，患者一定要根據自己的五官條件，慎重選擇。

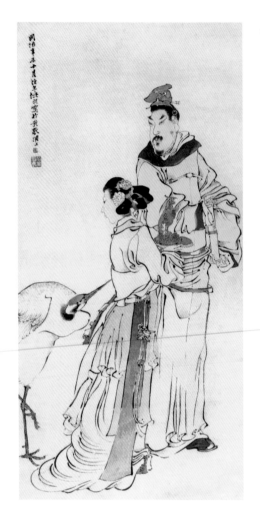

設色水墨畫《加官晉爵圖》　作者：任伯年

任伯年是近代「海派四傑」之一。在清末，中國傳統人物畫已經融入了西洋繪畫的寫真技法。圖中男子雙目炯炯，為典型的鳳眼。

4.內外眥連線在外側輕微上翹

如果把內外眼角作一個連線，我們就會發現這條線並不是完全水平的，通常會向外上方傾斜。外側眼角輕微上翹會顯得人更加有活力。

東亞人內外眥角連線向外上方傾斜角度比高加索人更大，可以達到10°。人們常說的鳳眼就是指眉眼斜斜向上，和水平線夾角較大，這是東亞人的眼型特點之一。我們回憶一下迪士尼公司設計的花木蘭形象，每當美國的電影公司需要突出角色亞裔身份的時候，繪製出的人物眼睛就幾乎快要直立起來了。

丹鳳眼是鳳眼的一種。在中國傳統繪畫中，如果男子長有丹鳳眼，則精氣凝斂，不可逼視。關雲長就是長有丹鳳眼中最具代表性的人物。

5.眼周附屬器官及臉部五官協調

眼周的器官可以突顯眼睛的形態。睫毛、臥蠶與高聳的眉弓、鼻樑，相得益彰。

有的人分不清眼袋與臥蠶。臥蠶是下眼瞼緣富含脂肪的隆起，緊致飽滿。眼袋是眶隔脂肪突破了歲月的限制向前膨出，形態疏鬆臃腫，位置在臥蠶的下方。張大千有一幅仕女圖，圖中仕女做道姑打扮，單眼皮、眼裂細小，寬寬的眉眼距，並不符合今天

歐美化的女性審美特點。只有下眼瞼的臥蠶稍稍增添了眼睛的層次感，一眼看去，氣質素淨淡雅，像極了《紅樓夢》中的妙玉。

出色的眼部化妝技術可以讓一個女子在裝扮前後判若兩人。我曾經在電梯間近距離觀察過一個急著要去參加醫院春節聯歡會演的護理師，她所畫的眼影與眼線都讓其眼睛在臉部顯得更加突出，但是還沒有來得及塗抹勻淨的睫毛膏和剛剛粘上的假睫毛讓我想起了蒼蠅腿，經不住端詳。

濃密自然的眼睫毛可以讓女性顯得極為俏麗。如果你的女朋友喜歡黏人，撲閃撲閃的睫毛就可以像刷子一樣在你的臉上、脖子上搔癢。而疲倦下來的時候，夜燈照耀，長長的睫毛影被映照在下眼瞼，她又變得像一尊安靜端詳的希臘女神塑像。

眼整形主要術式

1.重瞼成形術（雙眼皮手術）

雙眼皮是如何形成的？關鍵就在於上眼瞼板前方有一股肌纖維穿過眼輪匝肌，附著於上眼瞼皮膚。睜眼的時候，上眼瞼向上牽拉而纖維附著點的皮膚相對固定，這裡就形成雙眼皮，或者叫重瞼。如果上眼瞼缺少這一纖維附著點，睜眼時則只有上眼瞼上提，而沒有皮膚皺褶形成，這就是單眼皮。也有人跟我一樣，這股肌纖維附著點不夠緊密，就會出現大多數時候呈

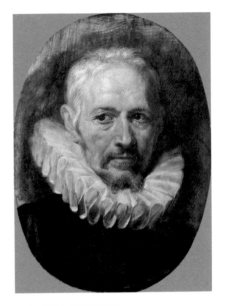

油畫《老年男性肖像》
作者：彼得・保羅・魯本斯

下眼瞼眼眶隔膜和眼輪匝肌以及皮膚一起作為遮擋屏障，可以防止眶脂肪鬆弛向前方疝出。隨著年紀增長，這些軟組織鬆弛，眶脂肪就會向前方突出，像懸掛下垂的小袋子。而在突出的脂肪袋上方則會出現軟組織凹陷，伴隨淚槽加深。圖中男子疏鬆臃腫的眼袋使他看上去更顯蒼老。

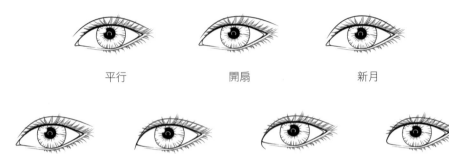

平行　　　　　　　　開扇　　　　　　　　新月

I 型　　　　　　II 型　　　　　　III 型　　　　　　IV 型

各種雙眼皮形態示意圖　插圖作者：李一琳

上排圖：雙眼皮根據和上瞼緣的位置關係分為平行形、開扇形（或者稱作廣尾形）、新月形。

下排圖：I型為內眥完全顯露，II至IV型為不同形態的內眥贅皮。

還有更多的分類沒有在圖中展示。比如，根據雙眼皮皺襞和內眥的關係可分為皺襞內和皺襞外；也可以按照雙眼皮皺襞顯露的情況分為全雙、半雙和內雙。

單眼皮，在熬夜休息不好的時候呈雙眼皮的現象。

　　雙眼皮是顯性遺傳，在歐美國家，很少有年輕女孩做重瞼成形術。東方民族單眼皮的發生率高達50%，重瞼成形術簡單易行，又能明顯改變眼睛的外觀，因此在中、日、韓等國家大為風靡。雙眼皮——上眼瞼的皮膚皺褶，給人以豐富的層次感，視覺上讓人覺得眼裂增大，在施行重瞼術時，還可以同時修改東方民族常見的上眼瞼臃腫下垂問題。

　　由於重瞼成形術如此廣泛流行，幾乎每一個患者朋友都會提出一套自己的見解。設計雙眼皮形態時，依據臉型可總結出幾種簡單的固定搭配模式：瓜子臉配平行雙眼皮為最佳，鵝蛋臉則應該設計為開扇形，而圓臉和新月形最搭。這些粗略的通則，應該要根據患者的實際狀況變通。

　　真正技藝高超的整形外科醫師應該做的，是通過儘量簡單的術式設計，在患者原有基礎之上做出最細微的調整，保留每一個患者本來的容貌特點。

　　手術之前，設計雙眼皮時主要考慮兩個因素：形態與寬度。

　　（1）形態是指雙眼皮皺襞和上眼瞼緣的走行關係。

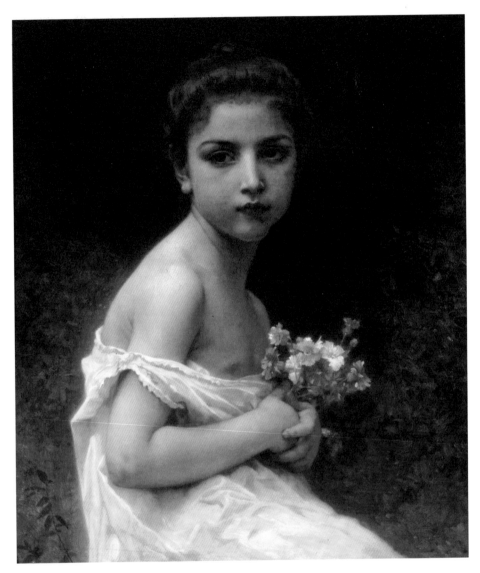

油畫《手捧花束的女孩》　作者：威廉‧阿道夫‧布格羅

高加索人的雙眼皮皺襞與上眼瞼緣大致平行，雙眼皮較寬，與內眥不結合，這種雙眼皮與內眥的關係稱作「皺襞外」；而東亞人的開扇形雙眼皮與內眥互相延續，這種結合關係是「皺襞內」。畫中的女孩眉骨高，眼窩深，雙眼皮寬而眉眼距窄，這是典型的高加索民族面貌特徵。我見過一些不施粉黛的漂亮姑娘對衣著打扮毫不在意，那種由裡而外散發出的對自身容顏的極度自信，是從開始形成自我認識的幼兒時期，就根據外界的回饋而逐漸培養起來的。這就是「美人胚子」吧。

根據和上眼瞼緣的位置關係分為平行形、新月形、開扇形（或者稱作廣尾形）；根據雙眼皮皺襞和內眥的關係可以分為皺襞內和皺襞外；也可以按照雙眼皮皺襞顯露的情況分為全雙、半雙和內雙。

高加索人的雙眼皮皺襞很多是皺襞內的平行形，還有為數不少的人雙眼皮呈內寬外窄走行。東亞人的眼睛沒有深陷於眉骨之下，如果是這種形狀會被形容為「三角眼」，面帶凶相，且隨年齡漸長，下垂鬆弛的眼角更容易使人顯出老態。我曾在博物館見過一幅曾國藩的畫像，畫中一個乾巴瘦小的老頭，身著黃馬褂，卻有一雙三角眼，很難把畫像中的人物和那位出將入相的武英殿大學士聯結起來。

現在，越來越多的華人女性在接受重瞼手術時，會選擇皺襞外的扇形，她們覺得這種設計更能體現民族特點。雙眼皮皺襞由內向外張開，狀若開扇。我也喜歡看這種樣式的雙眼皮，給人性格溫婉的感覺。

（2）寬度是指閉眼時雙眼皮皺襞和上眼瞼緣的距離。

前面已經提到，高加索人的雙眼皮可以寬8-10公釐，而東亞人的雙眼皮通常不超過8公釐。手術設計則通常以眼睛內中1/3交界處為最高點，

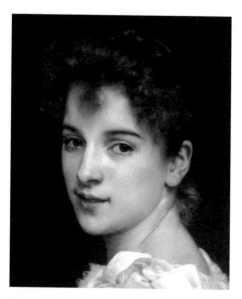

油畫《加布里埃爾 · 柯特肖像》
作者：威廉 · 阿道夫 · 布格羅

高加索人有相當一部分人的雙眼皮呈內寬外窄走行，如圖所示。由於眼窩深陷，沒有內眥贅皮遮擋，看起來不突兀。但是東亞人的眼睛沒有深陷於眉骨之下，如果也是這種形狀，就會變成「三角眼」，看起來更顯老態。

設計雙眼皮寬度7-8公釐。一些女孩子本身有雙眼皮，但是寬度小於5公釐，是人們常說的「內雙」，也要求通過手術重新調整寬度。是否選擇寬大的「歐式雙眼皮」，患者一定要根據自己的五官條件，慎重決定，幸好在越來越多的人已經意識到，大多數東亞人其實都不適用於過寬的重瞼手術設計。

　　埋線法不需要切開皮膚，其基本原理是利用皮膚和組織對縫線的反應，在局部形成纖維黏連。這種黏連鬆解之後，雙眼皮就會變淺甚至消失，因此埋線法的手術效果一般只能保持幾年。單針埋線採用連續縫合方法，就像以前農村的老人們縫被褥那樣，而多針埋線則一般只需縫合3-5針就可以達到效果。

　　切開法是按照術前設計好的切口切開上眼瞼皮膚，剪除少量脂肪組織後間斷縫合皮膚，形成皮膚皺褶的術式。儘管有多種微創改良術式，切開法重瞼成形術仍然是最可靠的傳統術式。

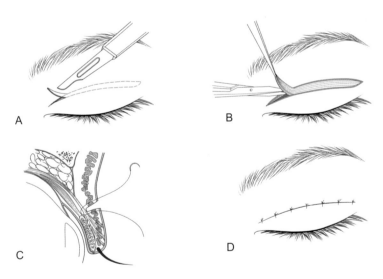

切開法重瞼成形術示意圖　插圖作者：李一琳

按照術前設計好的切口，切開上眼瞼皮膚，剪除少量脂肪組織後間斷縫合皮膚，形成皮膚皺褶。切開法同時可以修剪部分眼輪匝肌和眼眶隔膜脂肪，要點在於平整、適度。修剪去除臃腫的上眼瞼脂肪，可以讓眼部輪廓更加立體。

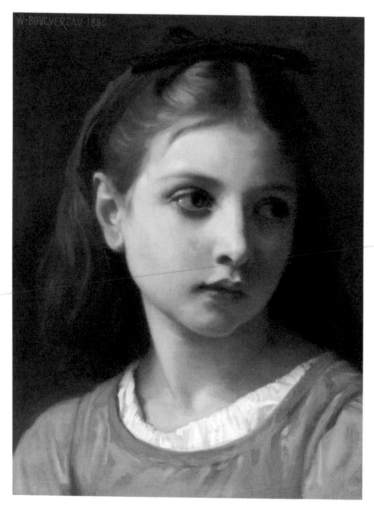

油畫《一個小女孩》 作者：威廉·阿道夫·布格羅

畫中俏麗的小女孩，雙眼皮皺襞天生不太流暢，畫家細緻的筆觸再現了
這一特點。但是如果手術效果如此，來診的患者一定不會滿意，因此醫
師在進行手術時要按照術前設計一次成形，注意縫合並及時調整。

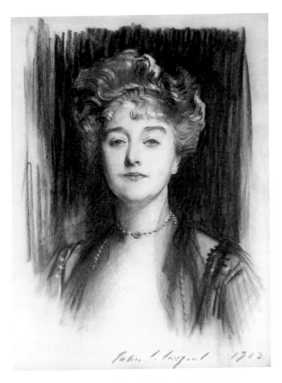

素描《瑪麗亞·蘇珊娜·康拉德·內爾克肖像》
作者：約翰·辛格·薩金特

圖中女子雙側上眼瞼不夠對稱，可看出上提眼瞼肌用力，使左側眉毛抬高而眼瞼沒有上抬。我懷疑這名女子患有左側上眼瞼下垂，這種情況可通過手術矯正。

手術開始，術者捉刀如執筆，沿著術前設計好的線條切開皮膚，合乎書法大師「中鋒行筆」的要求，提按使轉，一氣呵成。這樣才能保證切口勻稱一致，使形成的皮膚皺襞流暢自然。

在普通外科，最常見的弧形切口手術就是甲狀腺手術。沿脖頸的皮紋做橫向弧形切口，可以最大限度地減少術後疤痕的形成，而且走行與皮膚紋路一致，細微不易分辨。切口好壞關係到術者的臉面，對整形外科來說尤其重要。切開上眼瞼皮膚時按照術前設計一次成形，縫合時注意針腳距離對稱一致，術中再根據效果及時調整縫線位置，就可以避免雙眼皮皺襞不流暢、不對稱的問題。

東亞人上眼瞼的另一個形態特徵在於，上瞼提肌和眶隔融合位置較低，脂肪組織下降，於眼瞼處堆積較多脂肪。這些眼周的厚脂肪層可以更好地適應東北亞的寒冷氣候，但會使上眼瞼顯得飽滿腫脹。重瞼術同時可以修剪部分眼輪匝肌和眶隔脂肪，要點在於平

整、適度。修剪去除臃腫的上眼瞼脂肪可以讓眼部輪廓更加立體，但是過度修剪會導致上眼瞼凹陷。隨著患者的年齡增加，皺褶加深，眼尾皮膚鬆弛下垂，這也是高加索人更容易凸顯老態的一個因素。

2.上瞼下垂矯正術

我們知道，完成一個睜眼動作主要是先由動眼神經發出指令，然後提眼瞼肌收縮，最後上眼瞼上抬。因此神經肌肉功能還有上眼瞼的長度出現問題都可能導致上瞼下垂。

給上瞼下垂的患者做健康檢查時，我們發現有一些患者為了保持視野清楚，雙側提眼瞼肌會同時用力，將眼瞼繼續上抬。結果就表現為患病一側眼瞼位置正常，而正常一側上眼瞼退縮。因此檢查診斷的時候，我們可以遮擋患病一側眼睛，再觀察會發現正常一側上眼瞼下降到正常位置；去除遮擋，正常一側眼瞼又重新上抬。如果身邊有朋友存在這種情況，可以嘗試一下這種簡單易行的檢查方法。

假性上瞼下垂是指多餘上眼瞼皮膚覆蓋上瞼，下壓睫毛。這種情況只需要切除多餘的皮膚即可。把切口設計在雙眼皮皺襞上方，可以保留完整的雙眼皮結構。有一種真性上瞼下垂是因為提上瞼肌過長，手術治療原理是調整提上瞼肌的長度，比如使用折疊技術來縮短提眼瞼肌的長度。

還有一些健康的人雖然沒有病理性的上瞼下垂，但是希望自己的眼睛能夠睜得更大，這種情況被稱作亞臨床型上瞼下垂，為了美觀也可以進行手術治療。

3.眼袋切除術

下眼瞼眼眶隔膜和眼輪匝肌以及皮膚一起作為遮擋屏障，可以防止眶脂肪鬆弛向前方疝出。隨著年紀增長，這些軟組織鬆弛，眶脂肪就會向前方突出，下垂呈袋狀，而突出的脂肪袋上方會出現凹陷。

最常見的眼袋治療方法就是手術直接切除突出的部分。當然如果需要切除的部分過多，下眼瞼會出現疏鬆凹陷。另外還有一些眶脂肪重排技術，比如折疊技術，可將突出的眶脂肪重新放置回原來正確的位置，然後縫合固定。這種方法可以使眼瞼均勻自然，避免手術之後眼瞼空洞凹陷。

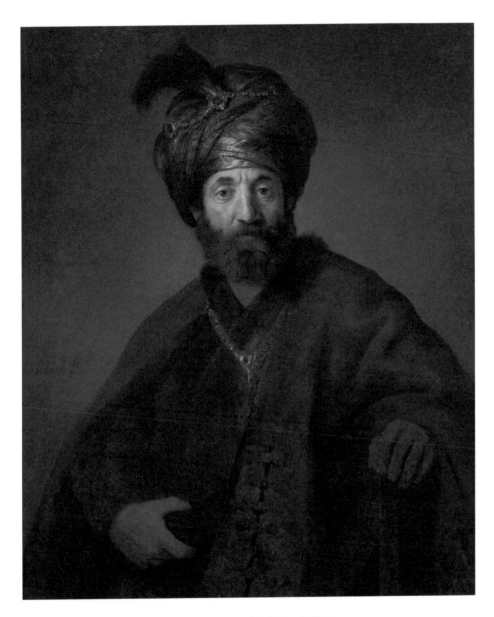

油畫《穿東方服飾的男人》　作者：林布蘭·哈爾曼松·范萊因

畫面中主光由左前方射入，輔以正面柔光。鼻樑的遮擋形成暗影，映襯出左眼下方倒三角形的明亮光斑。這是典型的林布蘭式用光，營造出典雅肅穆的氛圍。

如果重瞼成形術、眼袋切除術去除了過多的脂肪，就容易出現圖中老年男子這種問題：眼周皮下脂肪少，皮膚薄，皺褶明顯，皮膚鬆弛下垂。

4.外眥固定與外眥成形術
（眼尾手術）

　　將外眥韌帶上提，縫合固定到眶壁內側，可以產生臉部年輕化的效果，這就是外眥固定術。

　　施行外眥成形術可以修飾外眥的形態，使其更加自然，同時能夠增加瞼裂的水準寬度，使眼睛看起來更大一些。這種手術通過簡單的小三角易位皮瓣術就可以完成。三角易位皮瓣術是一種非常實用的整形外科手術技巧。關於皮瓣設計，在後文中我們還會見到。

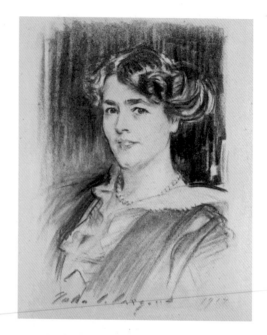

素描《莉莉安·伊莉莎白·米凱利斯夫人肖像》作者：約翰·辛格·薩金特

如圖中人物所示，隨著年齡增長，外眥韌帶鬆弛拉長，下瞼下垂，皮膚組織出現皺褶，形成魚尾紋。瞳孔下方的鞏膜也會外露，顯露出眼白。內外眥連線會由輕微上翹變為下降10°-15°。這種情況可以通過外眥固定術進行矯正。

第 2 章　鼻整形

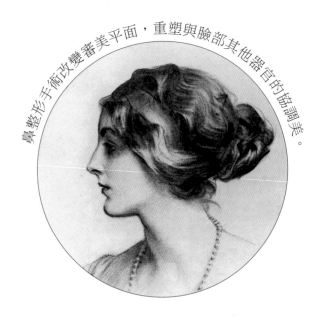

鼻整形手術改變審美平面，重塑與臉部其他器官的協調美。

第 1 節　相得益彰：鼻主導五官協調

現在去醫美診所諮詢「隆鼻」，可能會更常聽到「結構式隆鼻」這個名詞。從業人員可能覺得「結構式隆鼻」說法更加高級，能在氣勢上壓倒你。這當然可說是在炒作概念，但是從中也可以發現名詞變遷背後反映出來的理念的改變和技術的進步。

結構式隆鼻通常是指馬鞍鼻（鼻樑塌陷狀若馬鞍而得名）、短鼻的整形技術，還包括鼻尖、鼻翼、鼻小柱等解剖結構的修飾調整，以及鼻整形手術失敗後的再次修復。

鼻子是人臉部正中最突出的結構，鼻整形手術會改變審美平面，重塑與臉部其他器官的協調美。因此，更加廣義的結構式隆鼻技術還應該考慮到患者的五官基礎特點，比如對鼻額角（鼻背與臉部的夾角）和鼻唇角（鼻孔基底與上唇相交處）的改變，還有患者需要再次進行額頭和下頦（下巴）的調整。

我不只一次在飛機或地鐵上看到有女孩子雖擁有扁平柔和的面顱骨線條，卻生得一個特別尖銳突兀的鼻子。當我審視她們時，我還要小心打

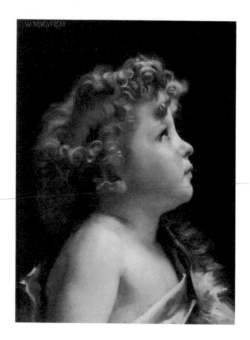

油畫《童年的施洗者聖約翰》
作者：威廉·阿道夫·布格羅

圖中幼兒的鼻軟骨沒有發育完全，所以看上去鼻樑短，鼻背塌陷，鼻尖圓鈍。從顎面的發育情況來看，這個孩子長大後五官會變得舒朗大方。

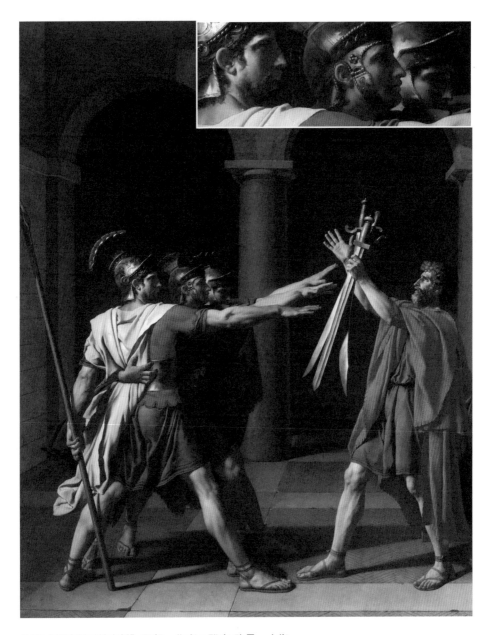

油畫《荷拉斯兄弟之誓》局部　作者：雅克-路易・大衛

羅馬城的荷拉斯兄弟即將代表自己的城市與阿爾貝城的敵人格鬥。畫中的荷拉斯兄弟正在手持寶劍的老父親面前宣誓。我們需要注意，畫中三名男子的鼻額角和鼻唇角都不盡相同。他們鼻尖下垂明顯，鼻唇角狹小，彰顯出戰士勇敢堅毅的性格。

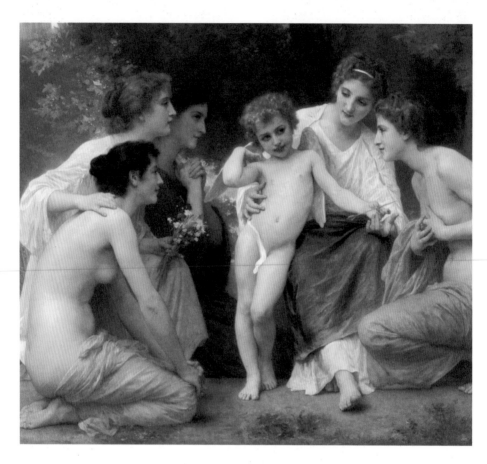

油畫《讚賞》　作者：威廉‧阿道夫‧布格羅

將畫中人物的鼻額角和鼻唇角與前面《荷拉斯兄弟之誓》進行比較，可以發現臉部結構對塑造
人物形象、性格的影響。圖中女子的鼻額角和鼻唇角更大一些，彰顯出女性的慈愛柔和。

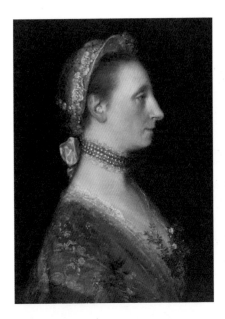

油畫《女士肖像》
作者：托馬斯・庚斯博羅

圖中女子的鼻孔直徑約占鼻高的1/2，通常這個比例應該為2/3。這種情況在今天更常見於失敗的隆鼻術後，後縮的額頭更突顯出了過於肥大的鼻尖。

量，不讓她們誤會，以為我在覬覦她們的美色。

實際上，我都能想到這一幕是如何發生的。你們見過產品經理是如何把程式設計師搞崩潰的嗎？一個心情迫切的女孩指著某張照片，要求整形醫師「給我來一套」。如果這個整形醫師恰好也是一個逐利的銷售人員，最後的結果就是一齣悲劇。

優秀的整形外科醫師應該具備兩方面的特質：既應該像建築設計師那樣，告訴你什麼是高級的審美，應該怎麼去做才能最大限度體現你的特質；還應該像結構工程師那樣，告訴你這樣的做法在技術上能不能實現。

為什麼不同人種鼻樑高低、鼻翼寬度有所不同？這跟不同緯度人種對散熱的需求有關。非洲、南亞等地氣候炎熱，原住民會有寬大的鼻翼，這有利於快速散熱；而在北歐、西歐、東北亞等高緯度地區，氣候乾燥寒冷，當地人群鼻樑較高，有利於吸入的空氣在細長的鼻腔中加熱加濕。即使都生活在中國，從北向南，人群的相貌特徵也有所不同。如果你去過海南，你不需要聽口音，就可以輕易區分出哪些是本地人，哪些人是從北方遷徙過來的。

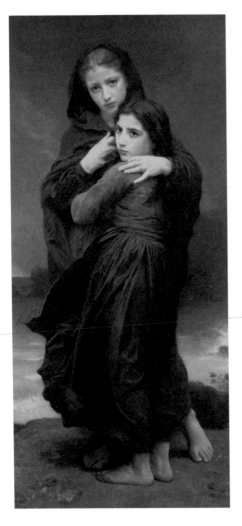

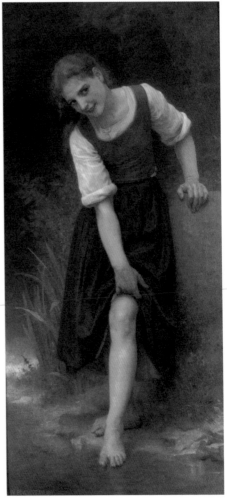

油畫《風暴中》
作者：威廉‧阿道夫‧布格羅

油畫《涉水》
作者：威廉‧阿道夫‧布格羅

圖中兩名少女都有典型高加索人的五官特徵，小巧挺拔的鼻骨和眉骨相協調。調整眉骨和鼻骨都可能會影響內眥形態。糾正內眥贅皮需要考慮到患者有沒有隆鼻的需求，通常的整形順序是先處理鼻骨，再糾正內眥贅皮，調整雙眼皮。

我們可以發現圖中小女孩的鼻骨太高了，不過這對於高加索人來説並不突兀，因為有高眉骨、深眼窩以及突出的下巴與之相協調。但如果是一個東亞地區的女孩接受隆鼻手術，達到了這樣的效果，就會是一場災難。

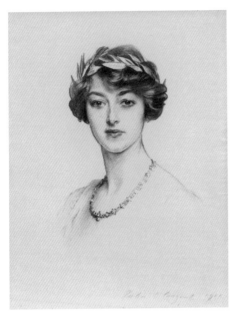

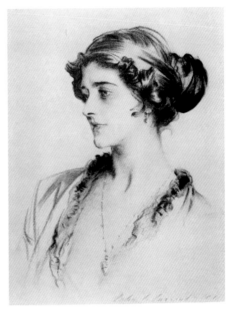

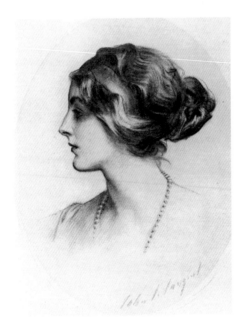

素描頭像 3 幅《吉伯特・拉塞爾夫人》《賀瑞斯・韋伯夫人》《溫切爾西伯爵夫人》
作者：約翰・辛格・薩金特

薩金特的人物畫像風格典雅細緻，極受當時上流社會的歡迎。通過這3幅正側面不同角度的人物素描，我們可以觀察鼻根、鼻背、鼻尖、小葉、鼻小柱、鼻翼、鼻翼基底、鼻孔基底、鼻翼溝、翼頰溝等解剖結構。

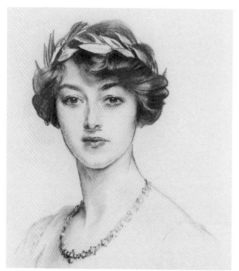
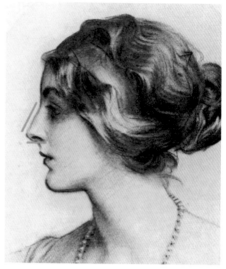

注意觀察鼻尖突度與鼻長度和鼻翼基底寬度間的比例，見綠色實線所勾勒。理想的比例是，鼻尖突度：鼻長度＝0.67，鼻翼基底寬度：鼻尖突度＝1。

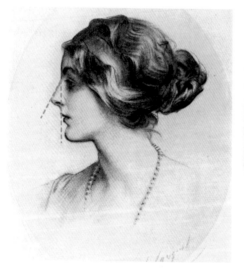
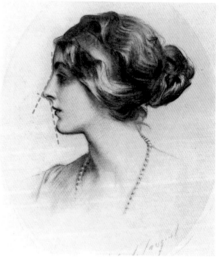

注意觀察鼻額角、鼻額角（鼻根與額相交處）與鼻唇角，如綠色虛線3處夾角所示。

可以看見圖中3名女子鼻孔直徑都占到鼻高的2/3左右。在施行隆鼻手術的時候應該考慮到術後鼻孔形狀的改變。我們有時候在馬路上能夠看見一些不太成功的案例：鼻尖高聳而鼻孔偏小，鼻孔直徑只有整個鼻高的1/2。

為什麼今天我們會覺得細窄的鼻翼更美？雖然人類學還不能給我們明確的答案，但能推測出或許是因為今天占據世界主流文明的民族都源自高緯度地區吧。

現在年輕女孩的審美觀念已經從傳統的審美標準向一種東西方融合的審美標準轉化。我不只一次聽到女孩們說自己想要有一隻鼻尖微微上翹的鼻子。

錢鍾書在《圍城》裡的那句戲謔：「中國人醜得像造物者偷工減料的結果，潦草塞責的醜；西洋人醜像造物者惡意的表現，存心跟臉上五官開玩笑，所以醜得有計劃、有作用。」反映出東西方種族人群在解剖結構上的些許不同。

高加索人鼻子更加肥大。在歐美和阿拉伯地區，有相當一部分人接受了駝峰鼻矯正或者縮小鼻骨的手術。這種手術需要適當切除鼻中隔，再使用骨銼刀逐漸切除鼻背的骨性駝峰，這種漸進式的去除方式增加了手術的可控性，優於以往使用骨鑿直接去除駝峰的術式。

而華人更容易出現短鼻、馬鞍鼻。由於鼻翼軟骨穹隆部有更多的纖維脂肪組織，鼻翼軟骨發育不佳，多會形成鼻尖圓鈍低平、鼻翼小葉突出、鼻翼較寬的解剖形態。

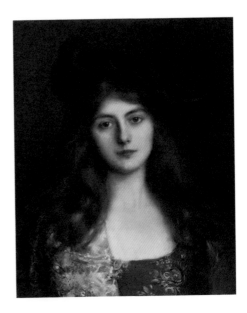

油畫《年輕女士肖像》
作者：阿爾伯特‧林奇

鼻翼寬度大小跟不同緯度的人群對散熱的需求有關係。非洲、南亞等地原住民會有寬大的鼻翼，而北歐、西歐、東北亞等地人種鼻翼較窄。圖中女子鼻翼細小，最受當今鼻整形界歡迎，但是許多人對此追捧得太過了。

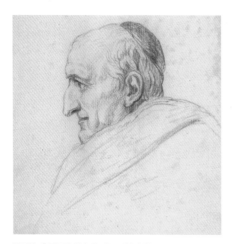

素描《巴爾托洛梅奧‧帕卡》
作者：雅克-路易‧大衛

在歐美和阿拉伯地區，有相當一部分鼻整
形手術是縮小鼻骨。這類手術使用骨銼刀
逐漸切除鼻背的骨性駝峰（圖中人物鼻背
突起處），這種漸進式的去除方式增加了
手術的可控性，優於以往使用骨鑿直接去
除駝峰的術式。

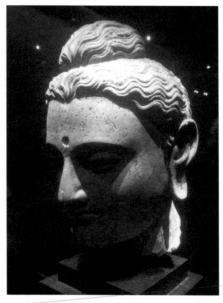

犍陀羅佛像雕塑　本書作者拍攝

這是一尊西元1-3世紀的犍陀羅佛像。亞歷
山大大帝東征印度次大陸後，希臘文化與
當地佛教藝術相融合，產生了希臘化的犍
陀羅佛像。如圖所示，可以看見佛像眼窩
深陷，眉骨高聳，和鼻根相連。這種藝術
上的誇張設計反映出了不同於東亞人的臉
部解剖結構特點，可以和後來唐宋時期完
全漢化的佛像藝術造型相對比。

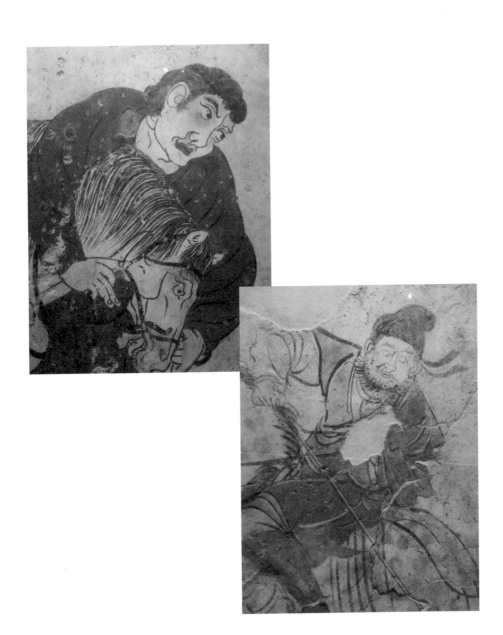

壁畫《胡人備馬圖》及《胡人打馬球圖》局部　本書作者拍攝

《胡人備馬圖》出自陝西省禮泉縣昭陵韋貴妃墓壁畫（上圖），《胡人打馬球圖》出自陝西省富平縣李邕墓壁畫（下圖），兩幅壁畫成畫時間在西元7-8世紀。壁畫中的男子高鼻大目，符合我們對西方人的典型印象，但是在盛唐時期無名畫家的筆下，卻看不出有任何俊朗之處。

第 2 節　損有餘而補不足：鼻整形術式

　　至少在十幾年前，傳統鼻整形手術還喜歡植入L形假體，包括矽膠假體和膨體聚四氟乙烯。這種假體的好處在於可以批量生產，容易獲得，植入手術簡單，患者不需要承受額外的病痛與損傷。問題是和自身軟骨相比，這種假體容易出現感染、移位、輪廓外顯和異物反應。

　　近幾年來，自體軟骨移植越來越成為鼻整形術中的首選，可選擇的部位包括鼻中隔軟骨、肋軟骨和耳軟骨。使用自體軟骨的好處在於感染風險低、組織相容性好，但是需從自身取出，所以患者要承受額外的創傷，而且軟骨有吸收變形的風險。

　　鼻中隔軟骨本身是支架結構，如果取出過多就可能導致鼻背塌陷，因此獲取量的面積一般不超過3×1公分。對於鼻中隔偏曲的患者，在治療鼻中隔偏曲、改善通氣的同時，獲得的鼻中隔軟骨可以用來做鼻中隔延伸，或者外置移植到鼻背或鼻尖。

　　耳軟骨一般從耳廓中取出，不影響耳朵的外觀，取出量面積一般不超過3×2公分。耳軟骨是彈性軟骨，其柔軟的特性適合於鼻尖塑形。

　　能夠大量獲得的就是肋軟骨了，但是切取肋軟骨有損傷胸膜的風險，而且存在術後疼痛。最大的問題在於，肋軟骨特別容易捲曲變形。有文獻指出，高達5%以上的患者術後會發生軟骨變形，而最早的變形甚至在手術後15分鐘後就可能出現。

　　整形醫師為對抗變形想出了很多辦法。如「中心雕刻法」，是指去除肋軟骨周邊部分，只保留中心部分，然後使用鹽水浸泡。由於軟骨中心部分各個平面受力均衡，就不易彎曲變形了。

　　國外的整形領域流行一種做法，把肋軟骨打碎成直徑0.5-1公釐的顆粒，外面用纖維素膜或者筋膜包裹，然後進行填充。這種移植物因為像外覆糖粉的軟膠，所以有個可愛的名字——土耳其軟糖（Turkish　delight）。但這做法適用於填充量不大的情況，而且細碎的顆粒容易被吸收，不能起到精準塑形的作用。

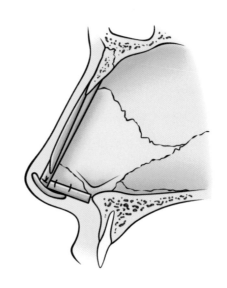

短鼻畸形（朝天鼻）患者自身軟骨假體移植示意圖　插圖作者：李一琳

短鼻畸形患者可以進行鼻背移植、鼻小柱支持移植、鼻中隔延長移植來改變鼻外形。一般鼻背、鼻小柱、鼻中隔等處採用自體肋軟骨移植，鼻尖則可以植入更加柔軟的耳軟骨（圖中綠色條狀部分為植入的自身假體）。此外再聯合鼻軟骨縫合技術，修飾鼻尖外形，達到更佳的手術效果。

　　所以，現在談到對短鼻畸形（朝天鼻）患者的結構式隆鼻時，最流行的做法是進行鼻背移植、鼻小柱支持移植、鼻中隔延長移植。鼻背、鼻小柱、鼻中隔等處一般移植自體肋軟骨以起到支撐的作用，鼻尖則可以植入更加柔軟的耳軟骨。

　　鼻尖縫合技術可以通過調整鼻外下側軟骨輪廓來改善鼻尖外形。不同的縫合技術，適用於不同的解剖特徵。常用的穹隆間縫合技術可以固定並增加鼻尖突度，適用於改善鼻尖圓鈍的情況，也就是一般人常說的「蒜頭鼻」。而內側角鼻中間隔縫合技術可以改變鼻尖旋轉角度，適用於改善鼻尖下垂的情況，調整為很多年輕女孩喜歡那種輕微上翹的鼻尖。

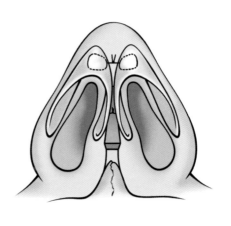

鼻尖穹隆間縫合技術示意圖插圖作者：李一琳

圖中所示的穹隆間縫合技術可以固定並增加鼻尖突度（圖中縫線打結處），中間綠色的部分為鼻小柱處植入的假體，起到支撐作用。

注射交聯透明質酸（俗稱玻尿酸）或者自體脂肪也是目前流行的一種微創方案，然而一旦注射失敗，玻尿酸進入血管，就有可能導致局部皮膚組織壞死、動脈栓塞甚至失明和中風。我們在後文中會做專門的介紹。

　　總體來講，要想在手術治療後獲得長期的效果，就應該避免對抗應力，因此重新構建力學平衡是最重要的。有些整形外科醫師嘗試在鼻整形方面應用埋線技術，他們的失敗就是因為違背了力學原則。

第 3 章　顎面整形

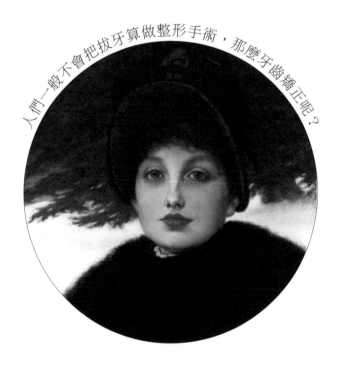

人們一般不會把拔牙算做整形手術，那麼牙齒矯正呢？

第 1 節 　長度與夾角：顎面測量

相貌的常態分布

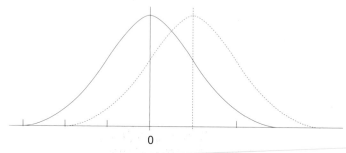

0

常態分布曲線示意圖

常態分布曲線的形態由兩個參數決定：均數與標準差。均數就是分布曲線的對稱軸位置，標準差決定了曲線起伏高低，反映的是集中趨勢。均數為0，標準差為1的常態分布叫作標準常態分布。如果一個人群的「顏值」滿足常態分布並且升高了，那麼平均值向右移動。

我覺得不管從事什麼專業，學一學統計學都沒有壞處。並不需要精通，有一些初步的瞭解就可以防止被形形色色的資料所欺騙。資料很重要，對資料的解讀更加重要。

常態分布是統計學入門時會學習到的一個基本概念。一般來說，人體的解剖資料也符合常態分布，因此大部分人的容貌都處於居中水準，屬於不醜也不美的中間類型。特別難看和特別俊美的相貌都屬於小概率事件，排列在常態分布曲線的兩個極端。「增之一分則太長，減之一分則太短」，這種情況在現實生活中是不存在的。

我們觀察那些在1978年後進入中國的外國人，或者剛剛來到貧困地區支援邊疆建設與教學的城市青年，從他們和當地人的合影當中，我們可以輕易分辨出哪些是外來的客人：他們身材高大，相貌英俊，展示出自信又迷人的笑容。毫不奇怪，經濟文化的巨大差異導致了這一切。

一個地區的經濟發展、文化水準普遍提高，大眾對自身健康、美貌的重視與投入，可以使這個地區的人群整體相貌變得更好看。整體資料仍然屬於常態分布，只不過整體平均值向著更好看的那個方向移動了。

　　根據人群臉部軟組織的平均測量值，可以模擬畫出「平均臉」。有人說這就是最美的人類面孔，這種說法當然不對。如果有人不信，可以自己去看一下電腦合成的「平均臉」模擬照片。這些合成的面孔只能說端正大方，沒有明顯缺陷，但絕對稱不上豔驚四座。「平均」這個概念本身就意味著不壞，但也不是最好的。

　　還有一個問題，我們是根據哪一部分人群得到的平均臉呢？是東亞人，還是歐美的高加索人？即使在非洲內部，不同地區的人群特徵也明顯不同。在北非，歷史上的柏柏爾人和阿拉伯人融合形成了今天的摩洛哥人。摩洛哥人具有很多阿拉伯人的相貌特點，比較符合我們今天主流的審美標準。而從東非的衣索比亞人到中非的班圖人，種族面貌特徵差異則更加巨大。

　　很顯然，在各地人群不同種族之間，臉部軟組織平均值存在明顯差異。全球化進程中，我們的審美觀念也在不斷發生改變。所以我們能夠看到這樣的現象：有的明星，大眾對其容貌能夠廣泛接受；而個別明星，其容貌會在大眾中獲得兩個極端的評價。口味挑剔的觀眾會說「他／她不是我的菜」。

　　對個人來講，美是一個極其主觀的概念。而一個族群，對人體美的評價則具有一定的共性。整形醫師希望能夠科學地尋找出一定的客觀規律，從而制定手術目標。

審美平面與標誌點

　　如何評估容貌美醜呢？如何對容貌的美醜進行量化研究呢？沒錯，就像是中學時代那些喜歡衝著同學吹口哨的壞孩子經常做的那樣——給別人打分數。隨意給人評分當然不好，不過，在科學研究中要想評價容貌美醜，也是讓受試者對人像照片進行評分。

　　比如，在電腦上把一個人的下巴按照高低前後位置逐漸進行微量的調整，生成一系列照片。面部輪廓上只需要幾公釐的調整，就能極大地改變一個人的相貌，我們的眼睛對此極為敏感。因此，在一群人對這些不同的照片進行評分排序後，我們就能知道，側臉的鼻—唇—頦的相對位置發生怎樣的變化，才能符合大部分人的審美。

關於人體美的標準，我們可以追溯到古希臘著名雕塑家波留克列特斯在西元前5世紀制訂的人體標準比例，後來的新古典主義規範更是強化了「黃金分割率」這一概念，認為人臉部的眾多解剖資料都應滿足0.618這一黃金分割比例。比如鼻翼寬度與口角間距之比應該為0.618；口角間距與兩眼外眥間距之比也應該為0.618…等等。直到今天，我們還能夠不時地聽到這樣的說法。實際上，黃金分割率並不準確，很多時候更像是「先打槍後畫靶」，將這一規律強行套用於人體。

半個多世紀以來，口腔矯正和口腔顎面外科專家不斷提出許多用於評價面部輪廓的審美標準。當然，制訂的美學標準越多，越說明這件事具有複雜性和不確定性。網路上對此也有眾多意見，紛繁複雜卻不得要領。

我們先介紹一下具有代表性的面部標誌點和審美平面。

表3.1面部標誌點

眉間點	前額最前點
鼻根點	額鼻之間的最凹點
鼻下點	鼻小柱與上唇交點
頦前點	頦中線最突出點

表3.2審美平面

0°子午線	在鼻根點作的一條垂線
上面平面	眉間點至鼻下點連線
下面平面	鼻下點至頦前點連線
E線	鼻尖和頦前點的連線
H線	上唇突點和頦前點連線，鼻下點和H線的距離反映了面中部的立體程度
面突角	由上下面平面構成。男性一般為-11°±4°；女性一般為-13°±4°

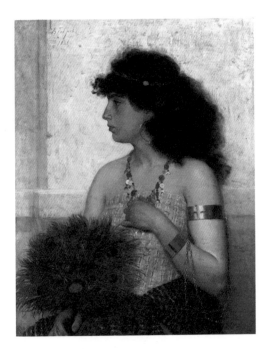

油畫《以斯帖》
作者：維克多・阿列斯克羅維奇・博布羅夫

圖中女子的側臉，上下唇最突出點與鼻尖及下頦連線大致成一條直線。這種側臉結構在東亞民族更常見。很多人誤以為只有這種「三點一線」才符合側臉美學特點，這是不對的。實際上根據調查，許多人更喜歡《X夫人》中那種鼻唇頦的對應關係。

E線就是瑞氏（Ricketts）審美平面，是鼻尖和頦前點的連線。瑞氏審美平面是大家最熟悉的審美平面。很多人以為側面的鼻尖、上唇尖、頦前點應該在一條連線上，其實是不對的。雖然東亞人當中有不少人具有這樣的側臉特點，但實際上我們仔細觀察會發現，在那些大家覺得最好看的人當中，下唇位於E線後方0-4公釐，上唇比下唇還要略微靠後一點，這一資料在不同人種中也有一些區別。

臉型分析

在一些電影當中，我們可能看到有人拿著尺和角度規煞有介事地去測量別人的頭骨的場景。這是談到顱顎面人體測量時我們容易想到的場面。

在口腔科，醫師一般不會直接使用直尺和角度規去測量，而是利用專業軟體對X光照片進行測量，這是口腔矯正醫師的必修課，叫作「測顱X光片」。對於咬合不正，比如下顎突出（俗稱「戽斗、地包天」），需要區分是下顎前突還是上顎後縮？骨性咬合不正或是牙性咬合不正？這都有賴於精準的頭影測量。

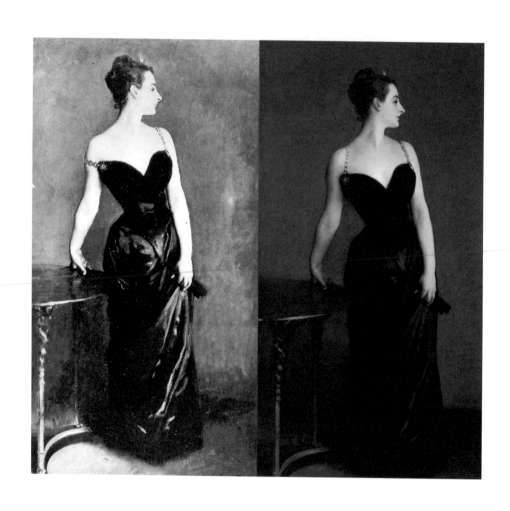

油畫《X夫人》　作者：約翰・辛格・薩金特

左圖為原作《高特魯夫人》，因為受到廣泛批評，當時的批評家們認為滑落的肩帶傷風敗俗，

於是薩金特將其修改為右圖，重新命名為《X夫人》。

鼻尖與下頦的連線被稱作瑞氏審美平面，從圖中女子側臉可以看出，上下唇最突出點均位於該

連線的後方，高加索人當中的美人常具有這樣的顎面特點。

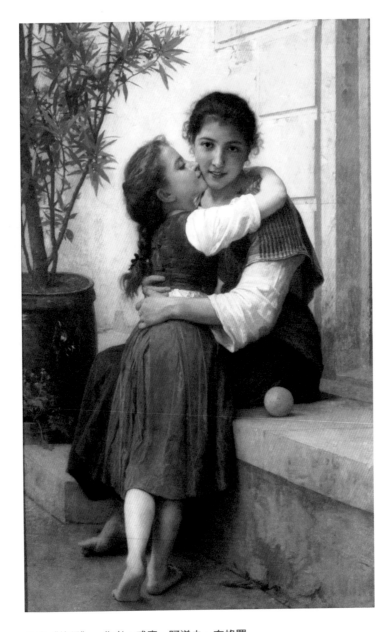

油畫《依偎》　作者：威廉・阿道夫・布格羅

布格羅是19世紀法國著名學院派畫家，一生堅持傳統的唯美主義學院派
風格。在唯美學院派畫家筆下，左側的小女孩擁有幾近完美的側臉。

我們在這裡介紹一下施瓦茨（Schwarz）分類標準，這是一種簡單的臉型分析方法，具有較強的操作性。讀者朋友可以按照此標準為自己或者朋友的側臉特點做一下分類，供大家自娛自樂。

　　首先，在鼻根點和眶下點分別作兩條向正下方的垂線。

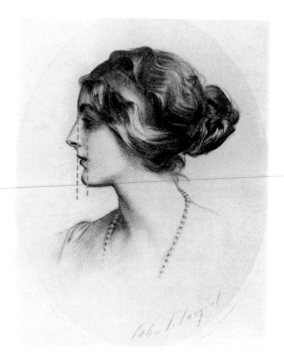

素描《溫奇爾西伯爵夫人》
作者：約翰・辛格・薩金特

按照Schwarz分類標準，我們先過鼻根點和眶下點分別作兩條垂線。
圖中女子鼻下點突出於鼻根點垂線，而頦前點在兩條垂線之間，一般認為這是最佳的顎面結構：突臉直顎型。

表3.3臉型分類

突臉型	鼻下點在鼻根點垂線之前
凹臉型	鼻下點在鼻根點垂線之後
直臉型	鼻下點在鼻根點垂線之上

表3.4顎型分類

直顎型	頦前點在鼻根點和眶下點兩條垂線之間
前傾型	頦前點在鼻根點垂線之前
後傾型	頦前點在眶下點垂線之後

3種臉型跟3種下巴型態結合，因此理論上有9種組合。根據大眾的普遍評價，顯示突臉型較符合大眾的審美，其中最好看的屬突臉直顎型，其次是突臉前傾型。

　　現代顱顏外科與口腔顎面外科起源於20世紀60年代的法國。我們能夠完成口腔顎面外科手術基於一個重要的原理：口腔顎面的骨頭截斷之後可以分塊移動，按照整形修復原則重新排列固定，而且不會損害血管與神經。

　　在生活中可以看到，有些人的臉部輪廓和五官單看並不美，但是整體感覺卻並不糟糕，這是因為五官整體的協調性非常重要。另外，軟硬組織的生長不是完全契合的，機體軟組織具有代償機制：當硬組織存在某種畸形時，軟組織有通過改變自身厚度來掩蓋顎骨和牙齒咬合不正的趨勢。

　　以上所有情況增加了正顎手術的複雜性。現代電腦類比技術和顱顏外科、口腔顎面外科相結合，發展出了虛擬外科手術，可以在真正手術之前進行測量、設計和預測，從而獲得更加精準的治療效果。

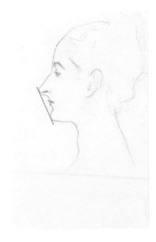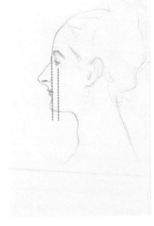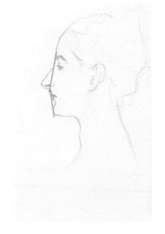

素描《高特魯夫人頭像》　作者：約翰・辛格・薩金特

左圖：上唇最突出點位於E線（鼻尖和頦前點連線）後方。

中圖：由鼻根點和眶下點分別作垂線。鼻下點位於鼻根點垂線之前，頦前點略微超過鼻根點垂線，可見高特魯夫人為突臉前傾型。如果是男性，前傾型的顎面能夠反映出勇猛堅毅的氣概。

右圖：眉間點至鼻下點連線構成上臉平面；鼻下點至頦前點連線構成下臉平面。由上下臉平面構成面突角。男性面突角一般為-11°±4°；女性一般為-13°±4°。

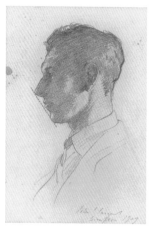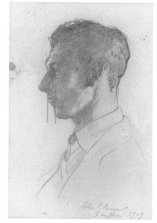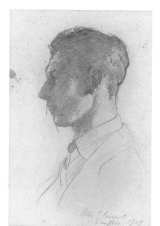

素描《倫納德·哈里森肖像》　作者：約翰·辛格·薩金特

圖中男子鼻下點大致位於鼻根點垂線之上，而頦前點在眶下點垂線之後，下顎輕微後縮，臉型屬於直臉型，顎型屬於後傾型。

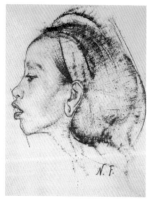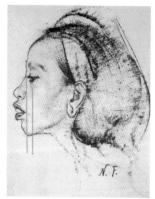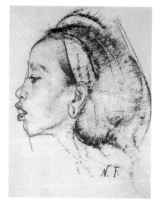

素描《女子頭像》　作者：尼古拉·費欣

圖中女子按照Schwarz分類標準屬於突臉前傾型，中臉部過於突出，上下唇都突出於瑞氏審美平面，存在牙性和骨性突嘴，需要齒顎矯正治療。

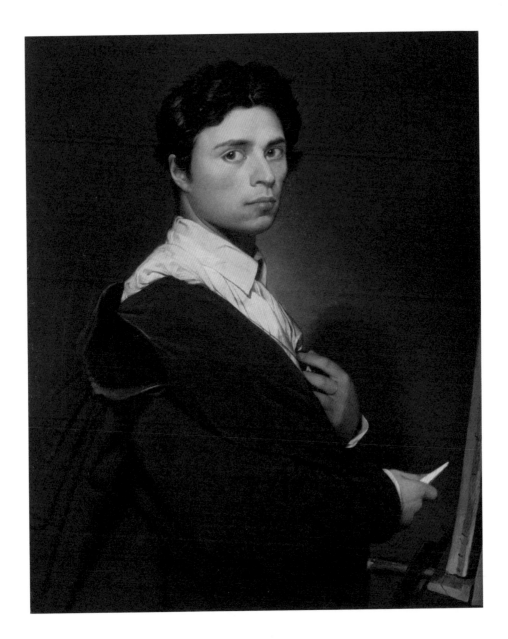

油畫《安格爾自畫像》　作者：尚・奧古斯特・多明尼克・安格爾

安格爾嘴唇緊閉，有輕微的嘴突。但是我們看慣了布格羅的唯美畫風，反而會覺得這樣專注的表情更有魅力吧。我見過一個漂亮的女孩矯正之前的照片，和矯正之後精緻姣好的面容相比較，那時輕微的嘴突還沒有矯正，因為這一點點缺陷，攝影師反而捕捉到幾分倔強迷人的表情。

第2節　前突與後縮：下顎成形術

小下顎畸形

「食不厭精，膾不厭細。」

在古代，普通勞工人口恐怕沒有機會坐下來慢慢享用精細的美食，他們通常只能用力咀嚼各種粗纖維食物來填飽肚子。我們遠古的祖先在無法取火烹飪的情況下甚至只能吃生食。進食粗糙的食物會刺激下顎骨發育，所以粗大的下顎骨會給我們勇猛堅毅的印象。

現代人類的飲食已經越來越精細。如果家長只給幼兒餵食各種精細食物，就會影響孩子的下顎骨發育，導致下顎短小。智齒本來是古代人類在牙齒脫落壞死之後的儲備，但是口腔衛生的進步使我們在成年後不再有牙齒壞死脫落的擔憂。在小下顎所形成的空間內，下牙空間擁擠，牙列不齊，智齒不能正常萌出，就會擠壓其他健康的牙齒，因此倒伏的阻生齒必須被拔除。

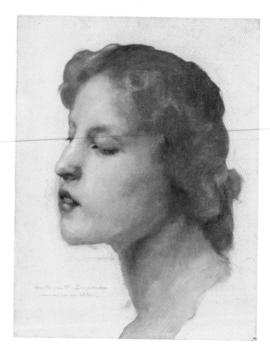

油畫《女性頭像習作》
作者：威廉・阿道夫・布格羅

圖中女子嘴唇微啟，下巴略有後縮，鼻骨高聳。我懷疑這個女子在幼年時期可能患有嚴重的鼻炎，呼吸不暢，因此養成了張口呼吸的習慣。這幅畫說明長期的輕微缺氧會影響臉部發育。

幼兒在生長發育時期，如果因為鼻炎、腺樣體增生等情況導致鼻塞缺氧、長期張口呼吸，其臉部發育也會受到影響，表現為上顎突出，下顎短小。這種相貌具有非常明顯的特點，被稱作「腺樣體臉」，音譯「阿代臉」。

小下顎人群在年老的時候，隨著脂肪組織增厚，肌肉鬆弛，容易出現鼾症。打鼾時發出的毫無規律、具有強大穿透力的雜訊會讓同寢的人深惡痛絕。不過打鼾可不意味著睡得香，而是氣道受阻的表現。

人睡眠時，長時間的缺氧會降低其睡眠品質，所以很多老人容易出現白天疲勞嗜睡的症狀。針對這種情況，現在已經有很多家用型的正壓呼吸器可以使用了。睡眠時把呼吸器的面罩戴上，可以給氣道施加一定正壓，有效改善氣流受阻和缺氧。

小下顎的另外一個問題，就是形成困難氣道。「困難氣道」是麻醉醫學的一個術語。在急救、全身麻醉的時候需要人工呼吸，如果由於各種原因導致人工呼吸和氣管插管困難，造成上呼吸道阻塞，就會危及生命，這對麻醉醫師來說是一個嚴峻的挑戰。在手術前一天常規訪視患者的時候，年輕的麻醉醫師如果發現自己的患者存在困難氣道，可能就會焦慮得一晚睡不著覺。

為了區分上下顎在前後方向的錯位關係，美國口腔矯正醫師愛德華·哈特利·安格（Edward Hartley Angle）在1899年就根據上下顎第一磨牙相對位置提出了經典的分類方法——安格氏咬合異常分類法。

表3.5安格氏咬合異常分類法

Ⅰ類	正常咬合
Ⅱ類	下顎磨牙靠後，下顎後縮
Ⅲ類	下顎磨牙靠前，下顎前突

大量的問卷調查顯示，人們普遍認為，下顎後縮屬於比下顎前突更難接受的下臉部缺陷。在處理咬合關係的同時，口腔矯正也可以改變下顎形態，尤其是針對還處於生長發育期的青少年。

對於單純的下巴短小，如果不涉及咬合錯位，可以通過注射、填充的方式來改善形態，植入物包括自體脂肪和矽膠假體。

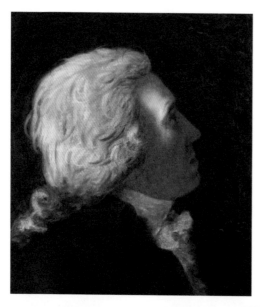

油畫《貝特朗・巴雷爾肖像》
作者：雅克-路易・大衛

圖中人物下巴明顯突出，民間俗稱「戽
斗」。根據嚴重程度，可以選擇矯正技
術或者下顎前部切骨手術解決問題。

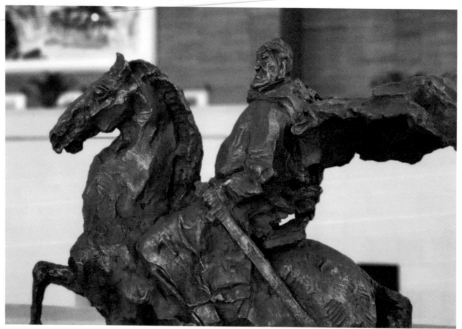

雕塑《朱元璋》　作者：吳為山　本書作者拍攝

雖然有很多藝術作品、影視作品都把朱元璋描繪成下巴肥大前突的醜陋形象，但是也有記載朱
元璋其實是英俊的偉丈夫。不管怎樣，人們普遍認為起於草莽的帝王骨骼清奇才具有戲劇效
果。吳為山雕塑的朱元璋像就按照這種民間傳說做了臉部特徵處理，真是威風凜凜。

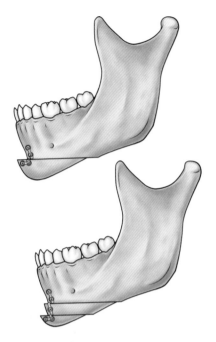

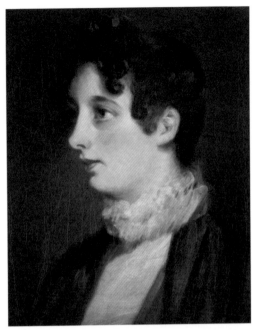

下巴截骨手術示意
圖插圖作者：李一琳

下圖這種階梯式的截斷方式適用於嚴
重的下巴短小，和上圖單次截斷方法
相比較，術後觸感會更加自然。

油畫《蘿拉‧莫布雷肖像》
作者：約翰‧康斯太勃爾

圖中女子存在輕微的下顎後縮，這種情況下如果
沒有咬合不正，可以通過植入假體進行外形矯
正，植入物可以選擇自體脂肪或者矽膠假體等。

　　對於比較嚴重的下巴短小，還可以通過截骨的方式進行頦成型術（下巴截
骨手術）。方法是截斷下頦（單次或者階梯式截斷），並將其向前拉伸固定。
如果對於嚴重的下巴短小情況仍然使用單次截斷的方法矯正，術後仔細觸摸下
巴就會有一點不自然的凹陷感，因此應對這種情況，更適合採用階梯式的分次
截斷法。

　　要前推或者後縮下顎骨，需要做下顎截骨，其經典術式為矢狀劈開術。這
種方法並不是直接截斷下顎骨，而是縱向劈開下顎骨然後牽拉固定，這樣做可
以保留其中走行的血管和神經，使它們不受損傷。這個術式真是一項開創性的
發明，如果把使用鋸、鑿、鑽的骨科醫師比喻為木匠，那麼此術式就會讓我們
想起中國傳統建築營造業傳承下來的卯榫結構。

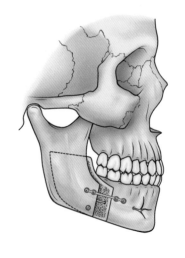

下顎升支矢狀截骨術示意圖插圖
作者：李一琳

人體解剖學中，矢狀是指前後方向。
下顎處大血管和神經沿此方向分布走
行，矢狀劈開下顎骨可以避免損傷。

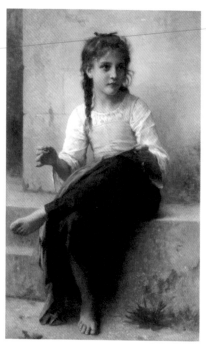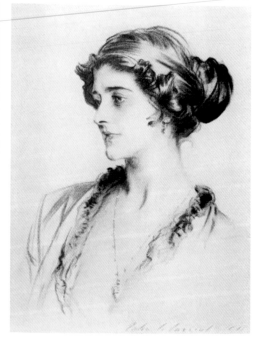

左圖：油畫《縫裙子的女孩》　作者：威廉·阿道夫·布格羅
右圖：素描《賀瑞斯·韋伯夫人》　作者：約翰·辛格·薩金特

高加索人的下巴高度和突度通常較東亞人更大。通過觀察這兩幅畫，可以對正處於青春發育期
的少女和成年女性的下臉部解剖特徵進行比較。

經過眉間點和鼻下點作一條連線，經過眉間點和頦前點再作一連線，兩條連線的夾角約為11°，這就是頦部突度。頦部高度應該是下唇高度的2倍。按照頦部寬度的美學標準，女性頦部寬度應該與鼻翼間距相當，而男性頦部寬度應略短於口角間距。對於頦部的形態，歐美國家的男性特別中意於方形，他們覺得這樣富有男子氣概，還有人要求專門在頦部最下緣中間做出一點凹陷，被人戲稱為「蘋果下巴」。如果你不能完全理解我說的是什麼，去看一看好萊塢男明星們的相片就明白了。

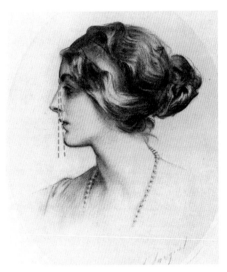
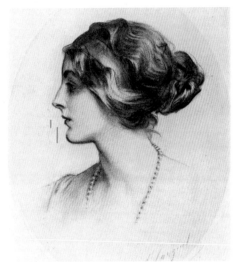

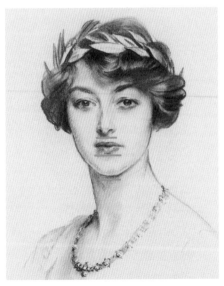

素描《溫奇爾西伯爵夫人》《吉伯特·拉塞爾夫人》　作者：約翰·辛格·薩金特

我們仍然使用薩金特的人物素描來說明頦部的解剖特徵。測量頦部突度時，先經過眉間點和鼻下點作一條連線，再經過眉間點和頦前點作一條連線，兩條線夾角就是頦部突度，約為11°（上左圖所示）。頦部高度約為下唇高度的2倍（上右圖所示）。女性頦部寬度應該與鼻翼間距相當（下圖所示），而男性頦部寬度應略短於口角間距。

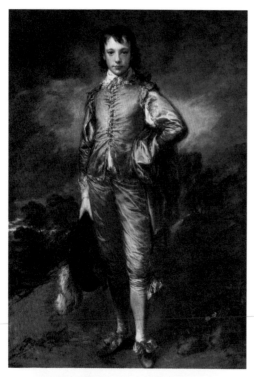

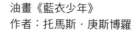

油畫《藍衣少年》
作者：托馬斯·庚斯博羅

英國皇家美術學院院長雷諾茲認為冷
色調，特別是藍顏色不能多用，更不
能用到畫面中間的主要位置上。於是
庚斯博羅創作了這幅《藍衣少年》對
此進行反駁。圖中這個服飾華麗王子
般的少年，是一個富有的工廠老闆的
兒子。他眼神堅毅，氣質高貴，下巴
發育程度已經接近成人。

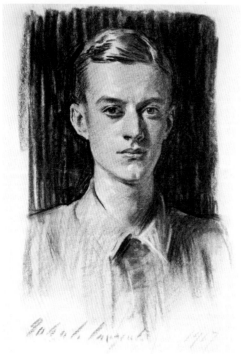

素描《昆西·亞當斯·肖二世肖像》
作者：約翰·辛格·薩金特

圖中年輕男子有一個「蘋果下巴」，
在歐美國家人們的審美觀中，這種下
巴是容貌英俊的象徵。

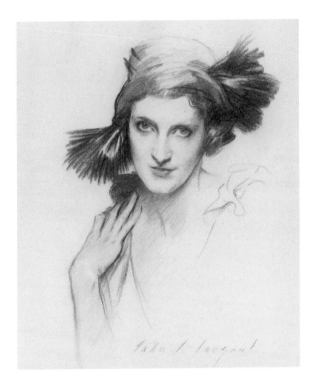

素描《黛西・法羅肖像》
作者：約翰・辛格・薩金特

如果女性長有過寬的頦部，可能會顯得男性化，缺少嫵媚，如圖中人物所示。這種情況在高加索人中更多見。

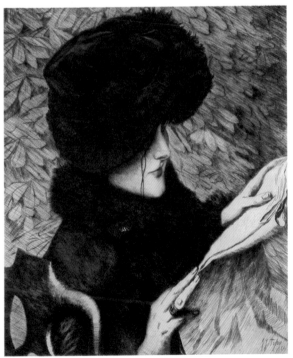

素描《讀報的貴婦》
作者：雅姆・蒂索

圖中女子頦部的高度和突度都略大，彰顯貴氣。但是如果東亞人也有這樣的長下巴，就有點不搭了。在飛機上無聊時我會觀察來回逡巡的空中小姐，結果發現一趟航班上，經常會有好幾個空姐都植入假體或注射隆頦。雖然在我看來手術效果略有誇張，但是她們在這個小群體裡會相互影響，形成一致的審美觀念。

如果一位女士擁有寬大的下顎外形，則會顯得不夠嫵媚。我認識一位漂亮的女孩，她對自己外貌特別不滿意的地方就是方下巴，她期望自己的外形能更嫵媚婉轉一些。但她對手術治療的態度和我一樣，只敢過過嘴癮。我建議她嘗試一下英姿颯爽的風格，就像20世紀90年代的林青霞，一改瓊瑤電影中清純少女的形象，以男裝扮相在新武俠電影中成功轉型，令廣大影迷魂牽夢縈。

中臉部凹陷與突嘴

中臉部的凹陷與後縮會導致臉型扁平化，有些中下臉部不飽滿的患者去醫美診所就診，如果碰巧接診的外科醫師缺少正確的顎面解剖知識，就會導致患者錯誤地接受隆鼻手術，而實際上這種情況應該施行中臉部增高術。

造成突嘴比較常見的原因是上顎前突，既可以分為單一牙性或者骨性原因，也可以同時存在牙性和骨性前突。上下顎同時存在前突的情況被稱為雙顎前突（俗稱「暴牙」）。

在上顎骨矯正手術中，最經典的術式是LeFort Ⅰ（勒福氏第一形上顎切骨手術），這種術式可以前推或者後移上顎骨牙弓。此外，也可以將上顎骨切為幾塊來滿足手術要求，或者配合下顎手術一起完成雙顎治療。

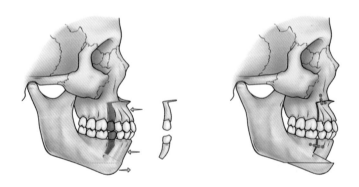

雙顎前突手術矯正示意圖　插圖作者：李一琳

上下顎同時前突被稱作雙顎前突。如果患者的突嘴是骨性問題，手術方式是將上下顎骨截斷後縮，這需要把犬齒後面的那一顆前臼齒（第一前臼齒）拔除，才能留出操作空間。所以當明星宣稱是因為拔牙而明顯改變臉型的時候，群眾們要有自己的判斷力。

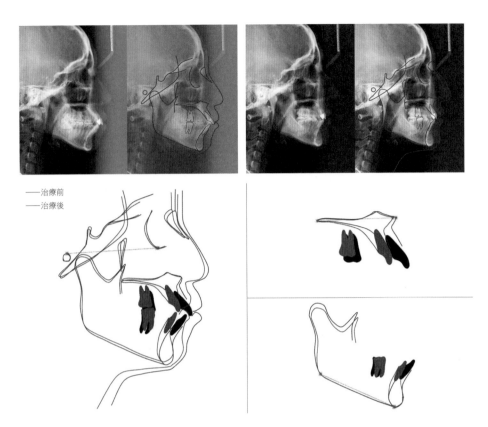

——治療前
——治療後

突嘴患者矯正治療前後X光片　徐巍娜醫師提供

上左圖為治療前的測顱X光片，可以看見患者上下顎都存在明顯的牙性前突。上右圖為治療後測顱X光片。下圖為矯正治療測顱描記圖。黑線為矯正治療前的測顱描記，可見明顯暴牙和嘴突。藍線為治療後的測顱描記，咬合關係矯正良好。

　　很多時候，患者的牙齒和顎骨都需要進行矯正，這稱作齒顎矯正治療。近十幾年來，有很多口腔顎面外科醫師越來越推崇「手術優先」方案。傳統上我們先進行牙齒矯正，然後通過手術矯正顎骨畸形，術後再次牙齒矯正。手術優先方案則以治療顎骨畸形為第一步，再矯正牙齒咬合問題，此時牙齒與顎骨組織吸收重建，成骨細胞、破骨細胞活動性增高，牙齒加速移動。「手術優先」方案可以迅速改變面容，將平均治療時間縮短7個月。

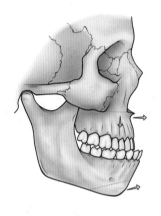
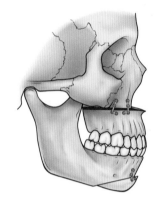

LeFort I 術式示意圖　插圖作者：李一琳

如圖所示，採用LeFort I（勒福氏第一形上顎切骨手術）將上顎向前拉伸，同時實施下巴截骨前移手術，解決中臉部凹陷、後縮的問題。

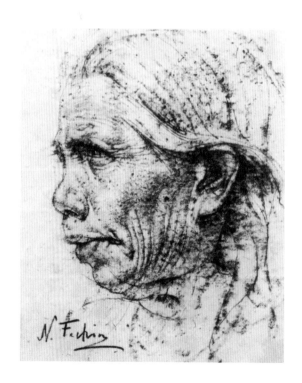

素描《老年印第安婦女》
作者：尼古拉·費欣

圖中這位印第安婦女存在嚴重的上顎骨性前突，伴有小下顎畸形，可以採用LeFort I 後移上顎骨牙弓，同時前推下顎。這種情況需要齒顎矯正治療來處理咬合問題。

人們一般不會把拔牙算作整形手術。那麼牙齒矯正呢？似乎就不太好說了。如果同時還做了截骨手術，大家就會一致認為是整形了。

　　現在的社會對整形手術越來越能接受，當有女性為了美貌而承載痛苦與風險，最終獲得成功的時候，往往會獲得一片讚譽。至於人們會因為某人整形而嘲笑的原因，其實是娛樂界名人那種企圖愚弄大眾而表現出的心口不一。

第 3 節　方圓之間：下顎角成形

傳統觀念中，我們通常會認為嫵媚乖巧的東亞女性更適合鵝蛋臉和瓜子臉，順滑的下顎角線條能夠凸顯女性的柔美。但實際上，我們欣賞一百多年前法國學院派畫家威廉‧阿道夫‧布格羅的畫作時，同樣也能看到低眉順眼的少女和柔滑的下顎角弧線。

在女權主義高漲的歐美國家，有一部分人認可方形臉女性所代表的獨立堅毅特性，過於精緻小巧的臉型難以支撐雍容華貴的氣場，所以我們能看到，不少歐美影視女星長有一張方臉。出現這種情況一方面是因為歐美人臉部線條硬朗的人所占比例本來就更高，另一方面也因為西方文化和審美對此有更加廣泛的接受。

我個人對參差多樣的形態美持有更包容的態度。20年前，在我中學時代的女同學當中，有一個女生就具有比較明顯的方形下顎角，那是一種俊美的少女形象。但是隨著年齡增長，面部骨骼發育重塑，十幾年後我再次端詳她時，方形下顎看起來似乎就有一點粗獷的感覺，不再那麼精緻迷人了。

有的朋友興致勃勃地去電視台參加節目，回來後卻大多在抱怨鏡頭下的自己顯得更胖了。這些朋友希望自己在鏡頭下顯露出更小的頭身比例。但是要知道，鏡頭拍攝到的世界和人眼在現實中觀察到的並不完全相同。專業攝影師會告訴你，焦距從20mm變化到200mm，鏡頭中的人臉會發生巨大的變形，網路社群中展示的那些極其誇張的「V字臉」，都是修圖軟體的功勞罷了。

相對於女性，男性的方形下顎角會給人完全不同的感官體驗。蔣兆和先生的代表畫作《杜甫像》，因為被選入中國大陸的中學語文教材作為插圖使用，已成為一代經典。杜甫在文學史上被稱為「老杜」，其詩作風格沉鬱頓挫。畫中的詩人具有明顯的方下顎，符合我們對詩人悲苦形象的想像。

根據大數據統計結果，可以得出外形良好的下顎角解剖資料。有學者提出理想的臉中部寬度和下顎寬比值大約為1.3：1，下顎角的角度通常為110°-120°。

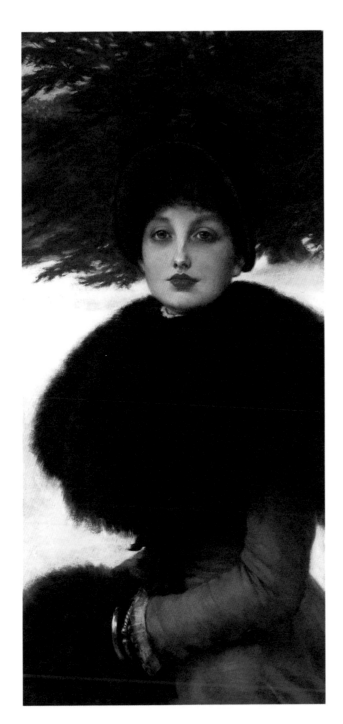

油畫《冬日散步》
作者：雅姆·蒂索

不必為自己有大圓臉難
過，像圖中女子這樣的圓
臉比瘦削的尖臉更能反映
出自身的雍容華貴。如果
患者自身沒有特別的要
求，整形醫師一般只建議
手術矯正過於肥大、外翻
的下顎角，其解剖特點表
現為下顎體外翻，向後下
方突出，咬肌（咀嚼肌）
肥大。而咬肌肥大可以透
過注射肉毒桿菌素改善。

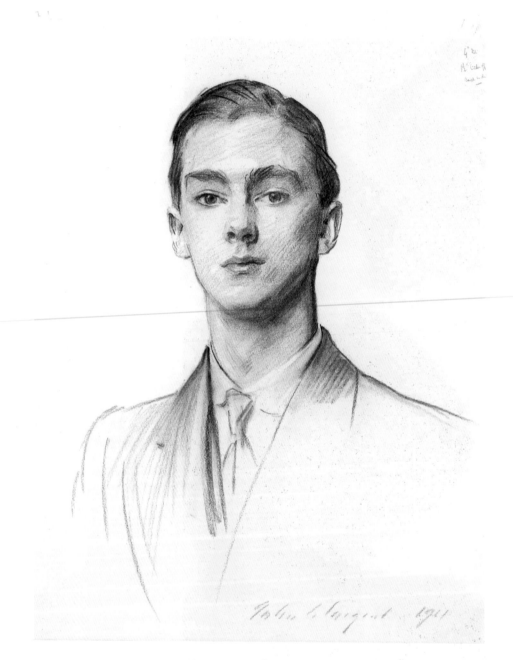

素描《約翰·愛德華·默里-史密斯肖像》　作者：約翰·辛格·薩金特

圖中男子擁有精緻的五官和小巧的下顎角。在經濟發展的和平時期，人們的審美觀更趨向於這種時髦與精緻的結合體；而在戰爭時期，大家更欣賞具有男性氣概的粗獷之美。

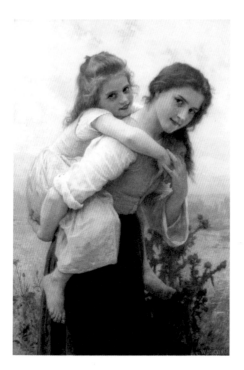

油畫《背著不算太重》
作者：威廉・阿道夫・布格羅

觀察圖中姐姐的側臉，我們可以看到正常的
下顎角形態。

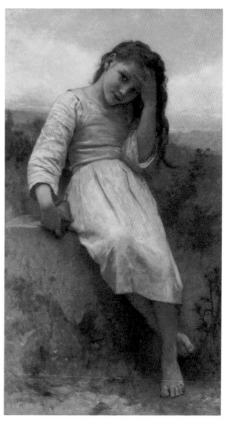

油畫《小偷摘者》
作者：威廉・阿道夫・布格羅

圖中小女孩的下顎曲線較左圖中的人物更為
柔和。

只有過於肥大的下顎角才需要手術矯正。其解剖特點表現為下顎體外翻，向後下方突出，咬肌肥大：從正面看，下臉部過於寬大；從側面看，肥大的下顎角小於110°。

半個多世紀以來，顏面骨雕塑術（亦稱削骨手術）方式不斷進步。最早施行的是一次性直線削骨手術，但術後人們發現患者會失去正常的下顎角，沒有了優美的弧線，而在下顎體截斷處會形成奇怪的新轉角，被稱作「第二下顎角」。所以後來又有人提出了多次直線削骨。運用這種手術方法，人們希望通過多次直線削骨塑造出類弧形的輪廓，但是下顎角切口不平整，效果並不理想。

現在的手術方式通常有兩種：下顎骨角切除術和下顎骨角劈除術，其他各種手術方式都是在此基礎之上的變種。

可以想像，下顎骨角切除術對側面角度的改變更大，同時由於切除了外翻後突的下顎體，正面的寬度也得以改善。優秀的整形醫師還會在弧形切骨的同時磨平外側密質骨，達到更加自然柔順的修飾效果。

下顎骨角劈除術主要改善的是正面寬度，可以保留原來側面的自然弧度。整形外科醫師對下顎角肥大進行了簡單的分型，並提出了相應的手術治療方案。

表3.6下顎角肥大分型

解剖分型	手術方案
輕型：方臉不明顯	下顎骨角切除術
中型：下顎角肥大外翻	下顎骨角全層切除或下顎骨角矢狀劈除術
重型：下顎角肥大明顯並且合併咬肌肥大	下顎骨角切除術＋咬肌部份切除術
複合型：伴隨小顎畸形的下顎角肥大	同時進行下顎骨角切除術＋下巴截骨手術

現在的手術設計理念是把下顎角肥大的矯正手術作為下顎骨整形手術的一部分。比如，下顎角肥大合併小頦畸形，磨掉的下顎骨顆粒可以用於自體移植，同時進行頦部的延長。再比如，治療下顎角肥大合併頦部寬大，可以設計一個較長的弧形切口，做下顎骨半環形削骨術或者長弧形削骨術，在切除下顎角的同時將下顎緣和頦部交界處也切除。

因此，具體應該採用哪一種術式，還是要看患者原本的解剖特點。在術前進行X光片測顱或者CT 3D重建，有助於精準設計手術方案，確定切除的骨量。

　　下顎骨角切除治療會導致咬肌張力降低，患者在術後大約半年時間內會發生失用性肌肉萎縮，之後逐漸恢復。

　　高加索人的咬肌肥大更加明顯，可以在手術同時去除部分咬肌。而對於東亞人來說，如果確實咬肌肥大，削骨手術之後可以輔助注射少量A型肉毒桿菌素進行調整，以達到更佳的效果。

　　為了盡量掩蓋手術傷口、減小創面，現在進行削骨手術時大都從口內進行解剖分離，術後沒有外露的傷口和疤痕，如同微創手術。但是這樣做可能會引起一個極為兇險的潛在併發症——術中動脈損傷，造成出血。在口腔內操作視野狹窄，一旦損傷面動脈，大量湧出的血液會迅速淹沒整個視野，想要重新找到破損的動脈並縫紮止血就變得非常困難，這對沒有經驗的整形醫師來說是一個巨大挑戰。新聞報導中不時會出現因為削骨而死亡的案例，其直接死因大多數是動脈損傷之後的失血性休克。

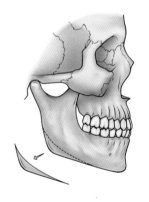
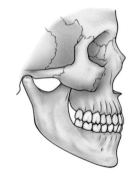

下顎骨角切除術示意圖　插圖作者：李一琳

如圖所示，做長弧形切口截除肥大的下顎角。

第 4 章　臉部年輕化

東亞地區的人們對於微整形手術總是青睞有加。

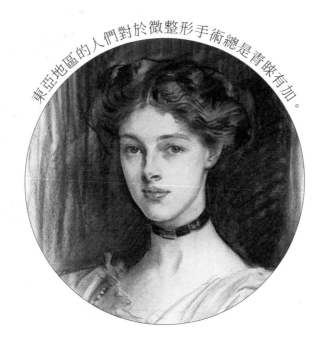

第1節　雕刻時光：手術除皺

「我認識你，永遠記得你。那時候，你還很年輕，人人都說你美，現在，我是特地來告訴你，對我來說，我覺得現在你比年輕的時候更美，那時你是年輕女人，與你那時的面貌相比，我更愛你現在備受摧殘的面容。」

——莒哈絲《情人》

永保青春，是人類數千年來的終極夢想。目前市面上的抗衰老技術名目繁多，足以讓外行人眼花繚亂。大致梳理一下，可以分為以下幾種：手術治療、注射治療、光電技術、藥物治療以及生物治療等等。

不管近些年來湧現了多少新型技術，對於嚴重的臉部老化而言，外科手術仍然是解決嚴重衰老形態問題的核心治療手段。

臉部年輕化的主要手術方案是臉部拉提術，發軔於20世紀初期。

一般人都會發現老化的最直觀表現之一是皮膚皺紋加深，因此那時候整形外科醫師的手術設想就是對皮膚進行梭形切除以消除皺紋。即使在今

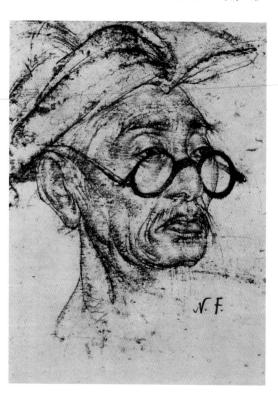

素描《老年男性頭像》　作者：尼古拉‧費欣

對於嚴重的臉部老化而言，外科手術仍然是解決嚴重衰老形態問題的核心治療手段，光電技術和注射治療可以作為輔助手段。日曬、吸菸和體重波動是導致臉部老化的危險因素中，最常見但可以預防的因子。

天，在一些 「黑心企業」偶爾流出的手術影片裡，還能看到有人在繼續這種手術治療——在額部皮膚做一個橫切口，試圖通過切除多餘的皮膚皺褶來改善老化的臉部形態。

這些完全沒有外科理論基礎的「江湖大師」手術思路，和一百年前最初的整形外科醫師不謀而合。這種做法當然是無效的，會產生如此樸素的手術構想，就是因為他們缺乏對臉部解剖結構必需的瞭解。

經歷失敗之後，整形外科醫師很快發現，臉部老化主要表現為軟組織流失和軟組織下垂堆積。和我們一般想像的不一樣，人進入中老年之後骨量也會流失，這叫作骨質疏鬆，而軟組織的流失就更加明顯。失去了骨骼和軟組織的支撐，中臉部會變得凹陷乾癟，就形成了我們肉眼可見的淚溝、鼻唇溝（法令紋）。同時因為重力的長期影響，脂肪等軟組織下垂堆積，形成木偶紋、嘴

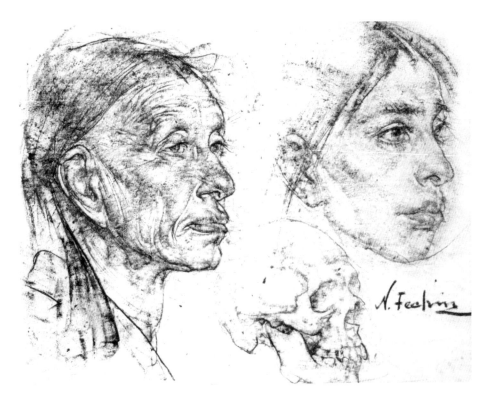

素描《老年及年輕女性頭像》　作者：尼古拉·費欣

比較圖中兩幅素描頭像，我們可以看出臉部皮膚皺紋只是衰老的表面形態。在皮囊之內還存在骨量流失和軟組織下垂等問題。

邊肉等形態。如果在細胞組織層面探究，我們會發現真皮乳頭層（真皮的淺層）變薄，彈性纖維組織斷裂，其結果就是表皮面積大於真皮面積，出現皺紋加深。

第一至第三代除皺術

我們現在已經明白，皮膚皺紋只是老化的外在表現形式。一百年前的整形外科醫師也很快意識到，僅僅切除皮膚是不行的，應該剝離皮下組織。有的醫師開始嘗試在髮際線、耳前區域做皮膚切口，分離皮下組織後，由外側向顏面中部逐漸剝離，通過懸吊皮下筋膜層的方法來提升臉部，並把多餘的皮膚切除。還有醫師認為，在皮下廣泛剝離並折疊縫合皮下脂肪組織，才是更加正確的做法。

由此，在20世紀上半葉，第一代臉部除皺手術形成了。懸吊和折疊，這兩大最早的技術流派也同時發軔，而關於兩者的爭論一直持續了數十年。

第二代臉部除皺術在20世紀70年代伴隨著一個重要的解剖概念而產生，這就是肌肉筋膜系統（SMAS）。SMAS位於臉部皮下脂肪層中，由肌纖維和筋膜組成，將皮下脂肪分為深淺兩層。該肌筋膜系統向上連接眼輪匝肌和額肌，向下連接頸闊肌，向前止於鼻唇溝。整形外科醫師發現，與單純拉提皮膚不同，將SMAS和皮膚一起拉提可以使臉部提升更加有效，這就是第二代臉部除皺術的治療方案。現在核磁共振造影也證實，老化患者臉中部下垂以皮下脂肪層為主，而不是肌肉層，這是臉部拉提手術的理論基礎。

第三代臉部除皺術進一步發展為骨膜下除皺術（深層除皺術）和複合除皺術。

20世紀80年代之後的整形外科醫師把剝離範圍深入到骨膜下。他們發現，在骨膜下剝離，反而可以安全地避開走行於軟組織之間的血管與神經。但是這種骨膜下除皺術的適用範圍僅限於額部、顴骨和眼眶周圍等處。因此，有人提出在眼眶周圍和顴部進行骨膜下剝離，在頰部進行SMAS下層剝離，在鼻唇溝處進行皮下剝離，這就是複合除皺技術。不難看出，這種技術對整形外科醫師所掌握的解剖技能要求極高，患者所承擔的風險與傷痛也進一步增加。

這一時期，多向量懸吊技術也開始出現。比如將SMAS皮瓣分離為三叉瓣，上部垂直提拉懸吊中臉部；中部固定在顴弓，矯正頰部和下顎部的下垂；下部

向後方牽引矯正頸部鬆弛。這種手術通過向三個方向拉提以達到更佳的治療效果。

總之，在SMAS概念提出之後的二十年裡，懸吊技術占據了主流地位。在這二十年間，隨著人們對解剖結構的認識逐漸深入，臉部除皺術由淺入深，剝離範圍也由小至大。但要想移動SMAS，則必然要在其下方進行解剖剝離，這意味著患者要承擔更大的創傷和更加危險的手術併發症風險。

懸吊與折疊

按解剖功能劃分，臉部區域可以分為正臉部表情區和側臉部咀嚼區。人類是社交動物，細微的表情變化可以傳達很多資訊和情緒。使用工具和勞動協作，讓人類在數萬年間戰勝了所有大型哺乳動物。因此在正面部需要大量豐富的表情肌來表達豐富的資訊和細微的情緒。即使粗線條的女性，在為人母後也能驚喜地發現，一兩歲的嬰幼兒就可以逐漸學會接受和傳遞這些資訊。正臉部是主要表情肌分布的區域，尤其是在眼周和口周，肌肉的反覆牽拉會導致皮膚皺褶更加明顯。

為了解決這些問題，各種懸吊手術都需要在髮際線或者耳前做切口，把SMAS向上向後拉提，因此靠近切口的外側咀嚼區域除皺效果明顯，而越靠近臉部正中拉提效果就越差。所以這種手術對於額部、脖頸等處的皺紋十分有效，而對於中臉

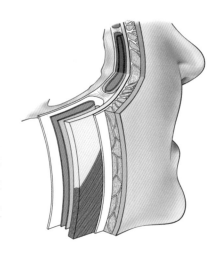

臉部除皺術手術解剖層次示意圖插圖
作者：李一琳

如圖所示，在進行臉部除皺術時，解剖結構由淺至深依次序為：皮膚、皮下脂肪、SMAS、肌肉、韌帶、骨膜。SMAS位於臉部皮下脂肪層中，由肌纖維和筋膜組成。以SMAS為代表的解剖結構的發現，為不同臉部拉提術式提供了解剖理論基礎。我們不能簡單地認為第三代技術就一定比第一代技術好，這三代技術各有其適應證。

第一代除皺術：在皮下淺層剝離拉提皮膚。
第二代除皺術：在SMAS下層解剖，將其和皮膚作為一個整體的皮瓣進行拉提移動。
第三代除皺術：在骨膜下剝離拉提。

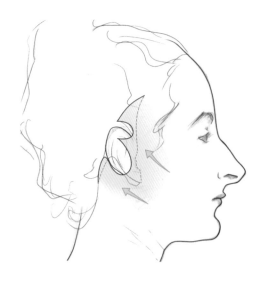

懸吊技術除皺術示意圖，原圖《高特魯夫人頭像》
作者：約翰·辛格·薩金特
李一琳製作

在耳前和髮際線做切口，剝離至SMAS下方，將其和皮膚作為一個整體的複合皮瓣，並根據患者臉部下垂嚴重程度對其進行拉提，再將多餘的皮膚和軟組織切除。

隨著技術進步，現在剝離範圍又由深到淺，向微創化方向發展。

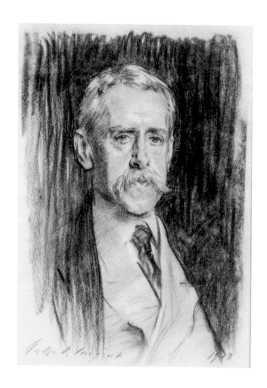

素描《約瑟夫·邦斯·沃納肖像》
作者：約翰·辛格·薩金特

按解剖功能來劃分，臉部區域可以分為正臉部表情區（圖中人物臉部明亮區域）和側臉部咀嚼區（圖中人物側面陰影部分）。由於表情肌主要分布於正臉部，尤其是在眼周和口周，肌肉的反覆牽拉會導致皮膚皺褶更加明顯。

正側臉交界處由上到下分布有5處韌帶。懸吊式的臉部拉提手術從耳前區域向後上方拉提，拉力需要跨越這些韌帶才能到達頰部和鼻唇溝。因此越靠近臉部正中，拉提效果就越差。只有更大的張力才能解決這些問題，讓臉部更加緊繃，這勢必導致一些患者在術後抱怨其表情肌的功能受到影響，現在的解決方案是通過微創手術與填充治療、光電技術相結合的綜合治療來改善。

部、鼻唇溝等處效果不佳。

　　要越過正臉部和側臉部的交界區域，就需要鬆解顴韌帶以拉提顴部軟組織，鬆解顴大肌表面的頰部皮瓣，以拉提拉矯正鼻唇溝。只有更大的張力才能解決這些問題，讓臉部更加緊繃，這勢必導致一些患者在術後抱怨其表情肌的功能受到影響。

　　折疊技術流派認為，老化導致SMAS變薄，本就不應該承受過大的張力，而且懸吊的手術方式把軟組織向上拉提之後，還需要切除多餘的部分，這加重了臉部軟組織的流失問題。最關鍵的是，隨著剝離的層次變深、範圍變大，手術的安全性更難得到保障。

　　折疊技術流派認可對SMAS的處理是臉部拉提的關鍵，但是應該在其外層剝離，然後將其縫合折疊，同樣可以達到拉提的效果。折疊技術的好處就在於軟組織容量損失更少，SMAS折疊的區域會由於軟組織的折疊而顯得更加飽滿。另外，折疊技術的創傷更小，增加了手術安全性。

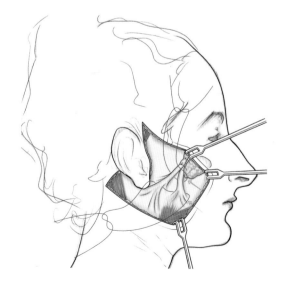

折疊技術除皺術示意圖，原圖《高特魯夫人頭像》
作者：約翰・辛格・薩金特
李一琳製作

折疊技術是在皮膚下方和SMAS外層之間進行剝離，然後將SMAS折疊縫合（見圖中縫線處折疊的軟組織）。折疊處的軟組織增厚，可以使外形較為飽滿。這種折疊技術的分離層次較淺，因而更加安全。內視鏡技術的進步可以讓手術切口更小，視覺化操作可以讓外科醫師在手術時避開患處的神經與血管。

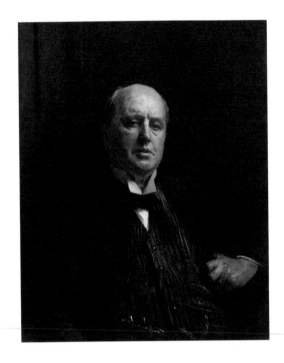

油畫《亨利・詹姆斯肖像》
作者：約翰・辛格・薩金特

鼻子兩側的皺紋被稱作「法令紋」，
這使一般上了歲數的人說話看似更有
威權。隨著年齡增加，人的口鼻兩旁
最容易出現皮膚皺褶，如圖中人物所
示。懸吊式的臉部拉提術更適用於額
部和頸部，對於正臉部口鼻周圍的凹
陷與下垂治療效果欠佳。

微創化

　　20世紀90年代中後期開始，以內視鏡技術為代表的微創手術開始蓬勃發展。內視鏡技術的廣泛運用，使得折疊與懸吊這兩種技術流派的外科醫師都可以更加安全、有效地實現自己的構想。通過小切口將內視鏡伸入皮下，在SMAS內層或者外層進行剝離，這樣可以清晰地看見血管和神經的走行，避免損傷。

　　實際上，折疊與懸吊在技術上並不是對立的。到了世紀之交，折疊與懸吊技術開始走向統一。小傷口拉皮手術（MACS）就是這方面的成功探索。用縫線對準備提拉的軟組織進行環形縫合，外科醫師稱之為荷包縫合，縫線所穿過的軟組織區域可以得到整體的懸吊拉提。而縫針在穿過軟組織的每一處都會形成波浪式的折疊效果，這被稱作「覆瓦作用」，兩種效果相結合，臉部的軟組織會顯得更加緊致飽滿。小傷口拉皮手術可以根據患者老化的嚴重程度來控制範圍，做2-3個荷包縫合，環繞拉提皮下軟組織。

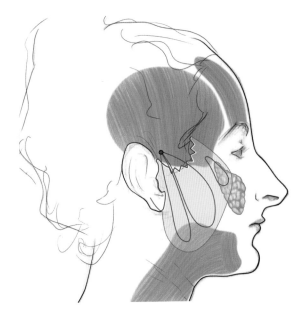

小傷口拉皮手術示意圖，原圖
《高特魯夫人頭像》
作者：約翰・辛格・薩金特
李一琳製作

通過環形縫合，縫線所穿過的軟組織區域可以得到整體的懸吊拉提。小傷口拉皮手術可以根據患者老化的嚴重程度做2-3個荷包縫合（見圖中藍色縫線圍成的3個圓弧區域），環繞拉提皮下軟組織。該技術進一步發展，最終使線雕技術得以出現。

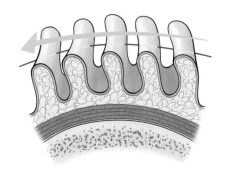

小傷口拉皮手術覆瓦作用示意圖
插圖作者：李一琳

這可以看作是折疊與懸吊技術的統一。

臉部除皺術發展至此，手術層次經歷了由淺入深，再由深到淺的變化。整形外科醫師為患者提供了更多的手術方案，雙方可以根據嚴重程度、病變範圍、患者的期望以及對手術傷痛和風險的承受能力而做出選擇。

　　以上，就是經過簡單梳理之後的臉部年輕化手術發展歷史。但是故事並沒有結束。

　　MACS技術的進一步發展，終於促成了臉部埋線拉提技術（線雕）的出現。歐美地區的患者常常信服外科醫師的專業性，不憚於手術範圍的巨大，東亞地區的人們則更加青睞微創技術。俄羅斯的整形外科醫師在1999年發明了這項專利技術，沒有手術傷口，通過穿刺針引導帶鋸齒和倒鉤的縫線來拉提臉部軟組織，因此迅速風靡中、日、韓等地。不過這屬於下文中的另一個故事了。

第 2 節　帶刺的縫線：埋線拉提

「那一天我21歲，在我一生的黃金時代，我有好多奢望。我想愛，想吃，還想在一瞬間變成天上半明半暗的雲，後來我才知道，生活就是個緩慢受錘的過程，人一天天老下去，奢望也一天天消逝，最後變得像挨了錘的牛一樣。」

——王小波《黃金時代》

　　臉部年輕化手術俗稱除皺（拉皮）手術，已經有一百多年的發展歷史。從20世紀90年代開始，隨著對臉部解剖結構的深入理解和內視鏡技術的普遍應用，除皺手術開始向微創方向發展。

　　1999年，俄羅斯的整形外科醫師發明了臉部埋線拉提這一項專利技術。這種技術沒有手術切口，用穿刺針穿刺，進入皮下組織，將帶有鋸齒和倒鉤的縫線植入。這些分布在臉部不同區域的縫線可以拉提下垂軟組織，對抗並分散重力。

　　依據臉部脂肪分割理論和臉部組織間隙理論，人臉部有幾處脂肪集中分布的區域，而臉部韌帶分割開各個區域，這些韌帶結構緻密，可以作為穿針操作時的引導和縫線懸吊的支撐點。

　　埋線拉提所使用的縫線可分為吸收與不吸收兩大類。從最初帶有雙向倒鉤的非吸收性聚丙烯線（APTOS），到現在廣泛使用的可吸收人工合成縫線——可吸收性聚對二氧環己酮線（PDO），縫線的生物特性變得更加優良。PDO帶有螺旋狀排列的雙向倒鉤，可以增大和皮下層軟組織的接觸面，受力更加均衡。這是一種可以吸收降解的縫線，因此在6-12個月之後提升效果會逐漸消失。

　　人們向來對微創手術青睞有加，這種不用開刀的除皺術迅速在東亞地區流行開來，醫美市場稱之為「線雕」。近幾年的統計資料顯示，臉部年輕化手術量的年增長率已經超過20%，其中埋線拉提和非手術治療占據了增量的主要部分。然而，埋線拉提技術的不足也相當明顯，對於全面部萎縮、嚴重的凹陷和溝槽，它都不能取得好的治療效果，因此埋線技術的適應證和併發症還值得仔細探討。

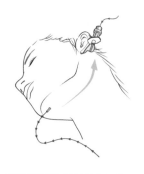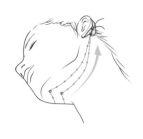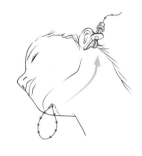

埋線懸吊拉提頸部軟組織手術示意圖　插圖作者：李一琳

從耳後進針，在頸中線穿出，導入縫線，然後將縫線再穿回耳後，縫線兩端在耳後打結拉提。對側按照相同的流程操作。圖中所示的縫線為現在廣泛使用的可吸收人工合成縫線PDO。
由於穿刺操作一般依靠整形醫師的手感進行，這稱穿刺方法被稱作盲穿。現在也可以使用超音波輔助引導穿刺，進一步降低出血和顏面神經損傷等併發症風險。

　　首先，置入埋線的解剖層次和傳統的除皺手術有所不同。傳統除皺手術的解剖分離層面可以是SMAS淺層、SMAS深層以及骨膜下層面。SMAS筋膜深層組織結構疏鬆，在這裡進行埋線拉提不利於縫線提拉固定，其中還有顏面神經分支走行，因此相對危險；而在骨膜下層面，縫線的固定力量又不足以牽拉骨膜。所以通常都只能使用導引針穿刺，引導縫線經過皮下層或者SMAS淺層。這一技術特點決定了埋線拉提不適用於特別嚴重的臉部老化。

　　其次，埋線拉提雖然是微創技術，但仍然需要小心其風險。傳統的除皺手術是在直視下或者使用內視鏡輔助進行，因此可以清楚暴露手術時視力所及的範圍，安全地避開血管與神經。埋線拉提卻完全依靠整形醫師的手感進行穿刺（被稱作「盲穿」）。對於經驗不足的醫師來說，患者出現出血、顏面神經損傷等併發症的風險會增加。

　　大多數輕微的併發症可以在術後10天左右消退，包括疼痛、異物感、表情僵硬等。術後出現兩側不對稱的情況與術前的設計和手術技巧不足相關，可以通過推拉皮膚、調整縫線得到改善。在埋線拉提的常見併發症中，還包括一些特有的併發症，比如縫線輪廓顯露和線體脫落。輪廓顯露是指術後臉部皮膚上出現可見的條索樣或者線性輪廓，在臉部肌肉活動時變得更明顯，尤其在高畫質鏡頭下暴露無遺，那些愛看娛樂新聞的群眾一定對此喜聞樂見。這種情況會

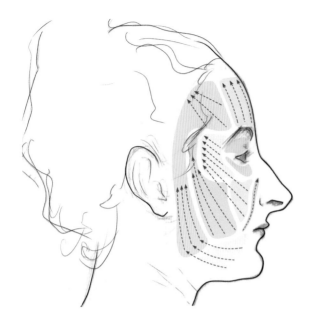

臉部懸吊線分布示意圖原圖《高特魯夫人頭像》
作者：約翰・辛格・薩金特
李一琳製作

圖中箭頭方向表明了懸吊線拉提的方向。彩色部分反映了臉部脂肪分區。依據臉部脂肪分割理論和臉部組織間隙理論，人臉有幾處脂肪集中分布的區域，而臉部韌帶分割開各個區域，這些韌帶結構緻密，可以作為穿針操作時引導和縫線懸吊的支撐點。

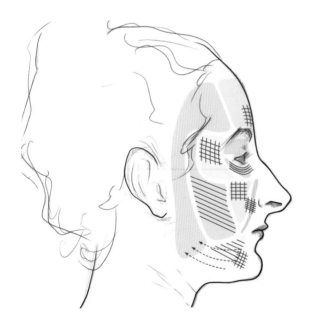

臉部埋置線分布示意圖
原圖《高特魯夫人頭像》
作者：約翰・辛格・薩金特
李一琳製作

不同於帶倒鉤的懸吊線，埋置線光滑而沒有倒鉤，這兩種線通常交叉排列。埋置線植入皮下組織後會刺激膠原蛋白再生，因此廠商在宣傳時稱之為「蛋白線」。本質上，其實是異物進入人體後產生的病理反應。

隨著縫線被逐漸吸收而改善，所以在同一部電視劇裡，某些演員的臉部特徵前後可能會發生些許變化。

有時我們會聽廠商提到蛋白線的概念。蛋白線並不是指縫線由蛋白構成，而是指縫線置入皮下組織後會刺激膠原蛋白再生，但是很多商家把這種效果給誇大了。本質上，這是異物進入人體後產生的病理反應。平行分布的埋置線就起到這個作用，這種埋置線上沒有倒鉤，通常和帶倒鉤的懸吊線交叉排列。為了達到整體拉提的效果，有時候會將數十根甚至上百根縫線細密排布起來。長此以往，這些異物反應會對人體產生什麼樣的作用，目前還不是很清楚。我對此保持一種審慎的態度，但是患者可不會管這麼多。在看到第一次的治療效果之後，半年或一年過去，必然有人會在推銷人員的鼓動之下接受第二次治療。

埋線拉提這一項技術在我國廣泛開展不過十餘年，因此我們評估一項技術的安全性如何，往往需要大量人群和長期的調查才能得到答案。對於埋線拉提技術，目前還不能過於樂觀，實際上，這是一項最初由市場利益所驅動的技術。

整形外科不同於其他手術科室，這是一個以自費治療為主的臨床科室，市場化程度更高。比如十幾年前，我做創傷美容縫合的計價標準是1公分傷口約台幣1500元，而同時期臨床醫療機構執行的還是20世紀90年代的物價標準——至少需要4個人才能完成的闌尾炎手術，手術費用本身不超過台幣1000元。

與傳統的除皺治療手術相比，施行埋線拉提手術時，外科醫師只需花費更少的時間和精力，獲得的經濟回報卻高出許多。一般民眾抱持傳統觀念，更願意為醫藥耗材買單，卻不願意為知識和技術付費。好在近年來，這種觀念已經開始逐漸改變。

藥品與醫療器材說明書是指導文書，更是有法律效力的文件。但說明書往往落後於臨床操作。因此，臨床上也有醫師在具體使用某一種藥品時並不完全按照說明書來，而是依據最新研究文獻用藥，這種情況被稱作「仿單核准適應症外的使用」（Off-label use）。

埋線技術也是這樣，很多在美國已經得到批准的縫線並沒有被國內批准，在其說明書上可以看到只批准用於手術縫合，不能用於埋線拉提，但絲毫不會影響這項技術的廣泛流行，甚至已經出現了大量相關的研究文獻和專著。

臉部老化包括幾個方面：皮膚出現皺紋、軟組織鬆弛下垂、骨骼和軟組織流失、臉部溝槽形成，以及膚色質地改變。因此可以聯合不同技術手段以達到抗衰老的目的，比如注射肉毒桿菌素去除動態皺紋，注射自體脂肪或者玻尿酸填充大的溝槽，以及使用光電技術改善皮膚質地…等等。

無論如何，若能嚴格把握適應症並聯合非手術治療方案，埋線拉提確實能夠滿足患者所強調的創傷小、恢復快的醫療需求。

表4.1臉部靜止皺紋和動態皺紋的嚴重程度評分

評分	面貌表現	治療建議
0	無皺紋	-
1	臉部活動時少量表淺皺紋	-
1.5	臉部活動時大量表淺皺紋	肉毒桿菌素注射或雷射治療
2	臉部靜止時少量局部表淺皺紋	雷射治療或平滑線埋線
2.5	臉部靜止時大量局部表淺皺紋	平滑線埋線聯合非手術治療
3	臉部靜止時大量廣泛分布表淺皺紋	懸吊和平滑線埋線聯合非手術治療
3.5	臉部靜止時大量表淺皺紋少量深部皺紋	除皺手術
4	臉部靜止時大量廣泛分布深部皺紋	全臉除皺手術

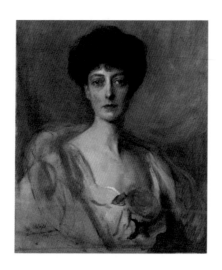

油畫《維多利亞公主》
作者：菲力浦·亞曆克修斯·德·拉斯洛

拉斯洛是19世紀匈牙利的著名畫家，為王室創作了大量肖像畫，富有濃郁的古典主義氣息。畫中公主的眼眶周圍和口角的軟組織溝槽顯露了她的真實年齡。如果注意避免暴曬、減少吸菸，控制體重變化，並在早期以肉毒桿菌素、雷射等非手術方式輔助治療，可以最大限度延緩臉部老化。

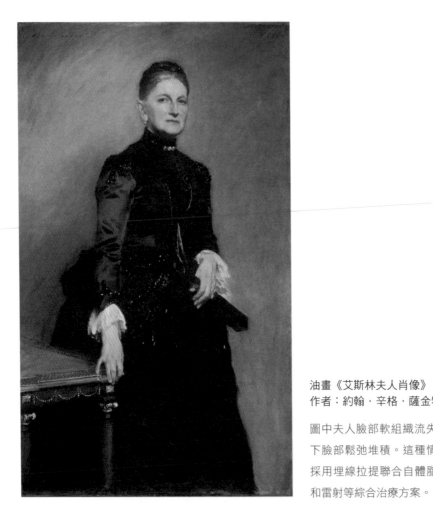

油畫《艾斯林夫人肖像》
作者：約翰・辛格・薩金特

圖中夫人臉部軟組織流失，在中
下臉部鬆弛堆積。這種情況適合
採用埋線拉提聯合自體脂肪填充
和雷射等綜合治療方案。

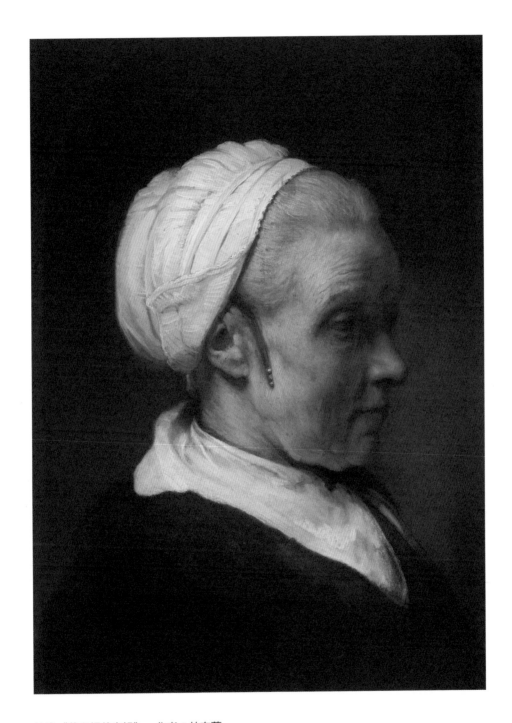

油畫《戴白帽的老婦》 作者：林布蘭

圖中婦人臉部廣泛分布深部皺紋，需要全臉部除皺手術治療。

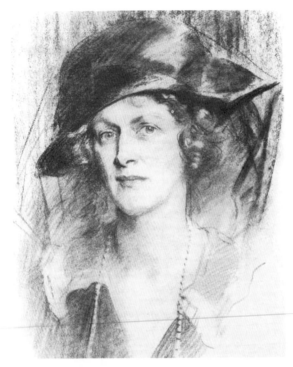

素描《南茜‧阿斯特肖像》
作者：約翰‧辛格‧薩金特

圖中女子眉間有少量表淺的靜態
皺紋，適合採用雷射超音波等光
電技術延緩臉部老化，暫不需要
有創治療干預。

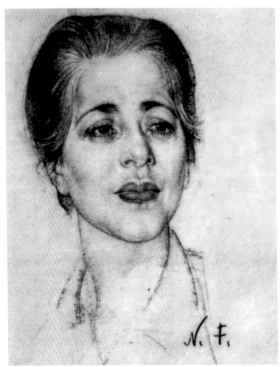

素描《女性頭像》
作者：尼古拉‧費欣

發白的髮根、下垂的眼角和開
始鬆弛的臉部軟組織，顯露出
這位女士韶華已逝。儘管如
此，我們仍然可以感受到她優
雅迷人的氣度。

第 3 節　相容的異物：注射填充

「我望著她，望了又望。一生一世，全心全意。我最愛的是她，可以肯
定，就像自己必死一樣肯定，當日的如花妖女，現在只剩下枯葉回鄉。蒼白，
混俗，臃腫。腹中的骨肉是別人的。但我愛她。她可以褪色，可以萎謝，怎樣
都可以，但我只看她一眼，萬般柔情，湧上心頭。」——納博科夫《蘿莉塔》

我們之前已經說過，臉部老化主要體現在兩方面，軟組織容積流失和堆積
下垂。除皺手術和埋線治療都是通過懸吊拉提的方式來抵抗重力，填充技術則
是通過改善皮下軟組織容積，讓臉部顯得飽滿。

填充劑可分為自體組織和人工合成物，兩者中最具代表性的分別是自體脂
肪和玻尿酸。現在脂肪和玻尿酸填充不僅用於改善臉部老化形態，也用來調整
臉部結構比例。

自體脂肪移植

脂肪移植的歷史可以追溯到19世紀90年代，但是在最初的技術條件下，
脂肪細胞存活率不足30%，限制了這項技術的發展。目前廣泛採用的科爾曼
（Coleman）自體脂肪移植技術，已經接受了超過20年時光的考驗。這種術式通
常的步驟如下。

1.抽取：將抽脂管插入皮下脂肪層，採用負壓抽吸完整的脂肪組織顆粒。

2.精萃：利用離心機製備脂肪顆粒，靜置後分為三層，上層為脂肪細胞破碎後釋
放出的低密度油脂，下層為血液和麻醉藥物，中間層為脂肪顆粒。上下兩層都
棄去。

3.植入：將精萃出來的脂肪顆粒植入注射回需要改善形態的部位，注射層次可以
在真皮下或者骨膜上。

在真皮下注射可以使皮膚皺紋變淺，改善毛孔粗大和疤痕；注射到深部的

骨膜上，主要起到填充的作用。如果注射層次過淺，局部皮膚容易腫脹瘀青，出現外形不規則的條索或者團塊。因此，不要一次性注射大團的脂肪，可以通過線性注射、點狀注射、扇形注射和交叉注射等技巧來達到最佳的效果，或採用多次注射以達到精細雕塑的效果。

脂肪栓塞是指脂肪微粒進入小動脈，堵塞動脈造成缺血。局部麻醉時在利多卡因當中加入少量腎上腺素可以收縮血管，然後採用鈍針注射，一邊退針一邊注射脂肪顆粒，這些技巧可以避免脂肪顆粒進入血管，降低脂肪栓塞的風險。

對胸、臀等部位進行自體脂肪移植，需要的脂肪量比較大，有一些消瘦的患者在移植脂肪前需要有計畫地增重。

臨床實踐中觀察到，接受放療的乳腺癌患者，乳房皮膚和軟組織會變得堅硬而失去彈性，並且可能出現皮膚潰瘍，向皮下移植脂肪能夠促進潰瘍癒合，改善乳房的外形和質地。大部分學者認為抽取的脂肪細胞同時還含有脂肪幹細胞、間質質幹細胞、內皮細胞等，可以促進組織再生，誘導血管生成，促進癒合。

現在臨床上經常使用的另一種自體移植物，叫作富含血小板血漿（PRP）。其製作流程更加簡單，9毫升全血可以製備4毫升PRP，注射到真皮層可以促進膠原蛋白和真皮基質合成。

玻尿酸（透明質酸）

玻尿酸是一種多醣體複合物，生物相容性好，在人體內可以降解。玻尿酸可以吸收自重500倍的水，保濕效果非常好。高濃度大顆粒的玻尿酸適於注射到真皮深層以填充容積，低濃度小顆粒的則注射到真皮與表皮交界處，用於改善皮膚細紋。

玻尿酸分為交聯鍵結和非交聯鍵結。所謂交聯鍵結，是用交聯劑將單個玻尿酸分子以化學鍵的形式結合在一起。交聯程度越高，穩定性越好。「等容降解」是指玻尿酸被降解後，密度下降但體積不變。玻尿酸的填充效果通常持續6-12個月。

對玻尿酸的分子結構進行修飾，可以製成不同的產品。因此，目前大家所說的玻尿酸是一個泛稱，包含了至少幾十種產品。有一些產品可能有出現肉芽

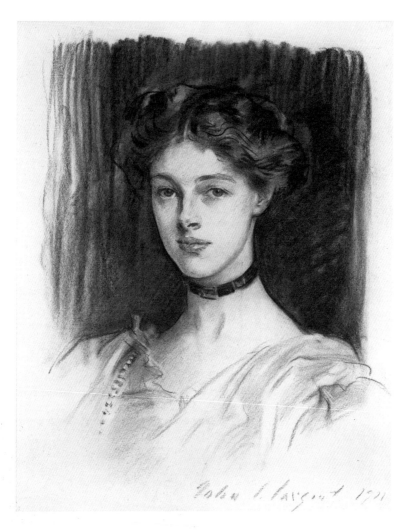

素描《伊娃·凱薩琳·巴爾弗肖像》　作者：約翰·辛格·薩金特

凹陷的淚溝在光線和陰影的作用下會呈現出類似黑眼圈的效果，如圖所示。
填充淚溝時，通常只需要在骨膜上雙側各注射0.5-1.5毫升玻尿酸就能達到滿
意的效果。

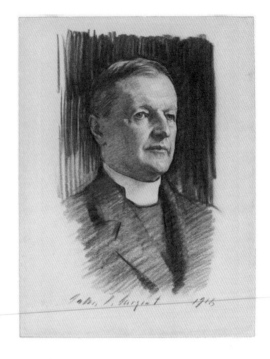

素描《威廉·勞倫斯牧師肖像》
作者：約翰·辛格·薩金特

如圖所示，鼻唇溝的加深是臉部老化最先出現的特徵之一。由於除皺手術和埋線拉提等技術對鼻唇溝的治療效果欠佳，通常建議使用填充技術進行糾正。鼻唇溝矯正過度是缺少經驗的整形醫師最容易出現的問題，通常只需要填滿50%的深度，否則術後患者微笑時會出現怪異的表情。

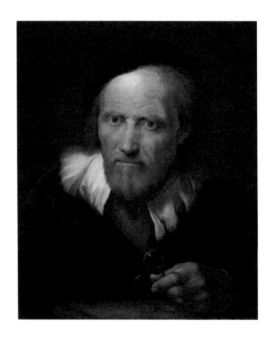

油畫《老年男性》　作者：林布蘭

圖中人物臉部有大量靜態皺紋，這是彈性纖維組織斷裂之後形成的。

腫反應的風險。肉芽腫是一種異物反應，可以通過局部注射類固醇來治療。美國食品藥物管理局嚴格禁止仿單核准適應症外的使用玻尿酸，因此在美國不是所有的玻尿酸產品都可以用於整形。但例如中國大陸目前的醫美市場非常混亂，患者顯然無力鑑別不同產品之間的細微區別。

矯正不足和矯正過度是缺少經驗的整形醫師最容易出現的問題。對於淚溝，通常只需要在骨膜上雙側各注射0.5-1.5毫升玻尿酸；對於鼻唇溝，只需要填滿50%的深度，否則微笑時會出現怪異的表情。

玻尿酸堵塞血管會導致軟組織缺血壞死，因此整形醫師在操作時可使用鈍針注射，不過台灣及其它國家並不強制規定。使用鈍針回抽不易造成出血瘀青，低壓緩慢推注來避免栓塞。一旦不幸發生栓塞造成缺血，可以注射「玻尿酸降解酶」，減少缺血或逆轉壞死。

文獻報導，玻尿酸阻塞的嚴重併發症發生率為0.06%。最悲慘的併發症是失明：玻尿酸隨著血液流進眼動脈，阻塞視網膜中央動脈進而導致失明。視網膜中央動脈屬於終末動脈，意思是只有這一條血管給視網膜供血，因此阻塞之後光感受細胞會不可逆地死亡，幾分鐘之內人就會失明。按照台灣勞工保險失能給付標準，雙目失明屬於失能等級第二級（共十五等級）。

我對異體物質長期反覆植入人體總是非常審慎，比如俗稱人造脂肪的「奧美定」。如果對過去幾十年的美容醫學行業有所瞭解，就會知道曾經在注射隆乳風靡一時的奧美定，給求美女性帶來的巨大災難。

奧美定的化學名稱是醫用聚丙烯醯胺水凝膠，是一種無色透明的果凍狀物質，作為一種軟組織填充材料，在20世紀90年代末引進中國大陸市場，主要用於注射隆乳。這種當時被認為低排異性的液態材料，在注射進入人體後對腎臟和神經功能都有損傷，還有致癌的風險，有的患者在使用幾年後才表現出不良反應。奧美定在台灣並未核准以凝膠注射體內隆乳之產品上市；而在身受其害的中國大陸，國家藥品監督管理局已於2006年4月30日撤銷了奧美定的醫療器械註冊證，全面停止其生產、銷售和使用。

我們知道，藥物臨床實驗共分為四期。三期臨床實驗結束之後就可以進入市場開始臨床使用。四期實驗是指新藥上市之後繼續研究的階段，主要考察在長期廣泛使用條件下藥物的療效和不良反應。有些藥物的不良反應需要更長期

觀察才能被發現。

　　我很好奇，為什麼有些人接受了玻尿酸注射後整個臉就像腫脹的氣球？是她們審美獨特，還是因為整形醫師對臉部解剖結構不甚瞭解？我們觀摩美術大師的作品，即使是素描，只需要通過寥寥幾筆，就能用線條表現出肌肉組織的質量、肌理結構，這才是立體感啊！

　　我想，許多娛樂明星之所以會在鏡頭前顯露出明顯的腫脹變形，是因為長期接受反覆注射。這就不能單單歸因於愛美之心了。最初他們可能是因為工作需要，但在嘗到甜頭之後就像吸毒一樣產生了心理依賴，飲鴆止渴，直到容顏崩潰。

第4節　修飾肌肉：肉毒桿菌素注射

「我們度過的每一天時光，都賦予我們不同的色彩和形態。每日朝霞變幻，越來越深刻地改變著我們的心性和容顏；似水流年，徹底再造了我們的思想和情感。有所剝奪，也有所增添……然而，六月的氣息已經一去不返了。它雖然曾經使我們惴惴不安，卻浸透了一種不可取代的香味，真正的六月草莓的那種妙齡十八的馨香。」——雅·伊瓦什凱維奇《草莓》

不同種類的皮膚皺褶有各種叫法：皺紋、細紋、皺褶、溝槽等。

細紋是涉及真皮淺層的皮膚皺褶，主要是皮膚質地發生變化；表情皺紋則涉及真皮中層或者全層，因臉部肌肉反覆收縮折疊皮膚形成，紋路與肌肉收縮方向垂直。反覆的肌肉牽拉會讓彈性纖維組織斷裂，動態皺紋就進展為靜態皺紋。

人體完成一個動作，需要幾塊肌肉協作共同完成，參與動作的肌肉叫作協同肌，同時還有一組肌肉對抗這些協同肌，叫作拮抗肌。皺眉，就是由皺眉肌、降眉肌和降眉間肌收縮產生的，會形成垂直的皺紋，叫作皺眉紋。而抬頭紋是橫向的皺紋，由額肌收縮做提眉的動作產生。如果使用肉毒桿菌素減弱這些肌肉的收縮力，可以改善動態皺紋。

20世紀80年代，美國的一些醫師使用肉毒桿菌素治療眼瞼痙攣，意外發現其可以減輕眼周的魚尾紋，於是肉毒桿菌素治療迅速在整形醫美市場風靡開來。

根據血清型不同，肉毒桿菌分為A至G型，產生的肉毒桿菌素是一種多肽，它可以抑制乙醯膽鹼[1]的釋放，當作用於人體部位時，該處神經所支配的肌肉會出現鬆弛性癱瘓。目前市面使用的是A型肉毒桿菌素，可以用於改善肌肉收縮引起的皺紋。注射後1-7天可起效，2週後臨床效果最明顯，效果可維持3-6個月。

1　乙醯膽鹼是存在於人體的一種神經傳導物質，廣泛分布於心血管、呼吸系統、骨骼肌和腺體，具有相應的調節作用。

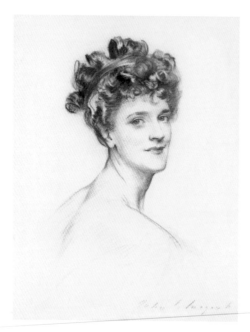

素描《勞瑟夫人肖像》
作者：約翰・辛格・薩金特

圖中這位夫人脖頸處的動態皺紋可以通過注射肉毒桿菌素改善。

雖然藥品說明書聲明，A型肉毒桿菌素只可以用於治療皺眉紋。但在實際臨床工作中，它經常被作為仿單核准適應症外的使用，廣泛用於治療臉部動態皺紋，包括抬頭紋、魚尾紋、鼻唇溝口周皺紋和頸部皺紋，還被用於阻滯降口角肌以拉提嘴角，阻滯眼輪匝肌以拉提眼角。另外，大家會覺得大笑時露出牙齦是不好看的，這種情況也可以透過注射肉毒桿菌素糾正。

由於注射肉毒桿菌素還可以減少肌肉量，所以對各種肌肥大都有改善輪廓的作用，比如治療咀嚼肌肥大和小腿腓腸肌肥大。許多熱愛健身的朋友，為了增肌需要進行艱苦的力量訓練，並配合補充優質蛋白，這是異常辛苦的過程。而很多女性朋友追求的是肌肉線條，期望自己擁有修長結實的小腿肌肉，而不是粗壯的腓腸肌，因此她們會選擇注射肉毒桿菌素來改善肌肥大的小腿輪廓。

多汗症和皮膚疤痕治療，目前也屬於肉毒桿菌素的治療範圍。

肉毒桿菌素注射過量會出現一些併發症，比如嘴角不對稱，出現複視、視物模糊和眼瞼下垂。也有患者表現為全身無力，甚至因為呼吸肌無力出現呼吸困難。

在自然界，動物體內含有的毒素主要分為兩種。一種是影響凝血功能的毒素，比如一些蛇毒，被這些毒蛇捕獲的獵物會因為一個小傷口就出血不止而死亡。另一種就是作用於神經肌肉接頭的神經毒素，獵物會因為肌肉麻痺、心跳或呼吸停止而死亡。如果起效猛烈，就成了大家所說的「見血封喉」，例如蠍子毒、箭毒蛙的毒性。另外有不少疾病也可以損害神經肌肉功能，導致肌肉無力，比如大家熟悉的重症肌無力。因為這種疾病與肉毒桿菌素中毒症狀相似，所以需要注意鑒別。

兩年前，我有個女性朋友因為突然出現「眼瞼下垂，複視伴隨全身無力1週」而緊急聯繫我。複視就是指看東西出現雙重影像。我們雙眼看東西時能夠清楚聚焦，靠的是支配雙眼眼球運動的肌肉協同作用。如果這些肌肉調節功能受損，就會出現複視，而眼瞼下垂則是肌肉無力的早期表現。

這些症狀讓我高度懷疑這名女性友人患了重症肌無力，但是她的乙醯膽鹼受體抗體滴度卻不支持重症肌無力的診斷。生化檢查證實她肝功能嚴重受損，血清轉胺酶（ALT或GPT）、天門冬胺酸轉胺酶（AST或GOT）和麩胺轉酸酶（GGT）都升了幾倍──毫無疑問，這是中毒。

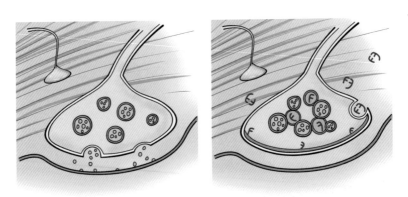

神經──肌肉突觸解剖示意圖　插圖作者：李一琳

乙醯膽鹼從囊泡內釋放出來（左圖藍色顆粒所示），作用於受體並產生動作電位，肌肉開始收縮。肉毒桿菌毒素是一種多肽，與囊泡結合後可以抑制乙醯膽鹼的釋放（右圖所示，粉色分子為肉毒桿菌素），該處神經所支配的肌肉就會出現鬆弛性癱瘓。

重症肌無力也是因為神經──肌肉突觸處發生了傳遞功能障礙。治療重症肌無力的藥物溴化/啶斯狄明(Pyridostigmine)是一種乙醯膽鹼酶抑制劑，其原理就是抑制乙醯膽鹼的水解，增加乙醯膽鹼濃度，從而改善症狀。

這位女性友人經常到處旅行，我以為她吃了什麼亂七八糟的食品或者補藥，她卻否認了。一再追問之下才跟我坦白病史：就在發病幾天前，在一個所謂的「好姐妹」的慫恿之下，她在別人家裡接受了「韓國進口肉毒桿菌素」注射，用於瘦肩。

這是肉毒桿菌素中毒啊！如果不隱瞞病史，我還需要做複雜的鑑別診斷嗎？

原來她去朋友家玩，同行的還有一名醫美診所的醫師。我推測，這不是巧合，而是提前做好的局。在朋友勸說之下，她支付了近萬元，打了一針肉毒桿菌素瘦肩，真是暴利！

在兩三天之後她症狀加重時，得到消息的這名醫師還買了鮮花專程來探望，一邊安慰，一邊解釋說肉毒桿菌素絕對跟這些症狀毫無關係，要求保密。而根據我事後複盤分析，這人在進行注射時的操作手法並不專業，本來應該注入肌肉的肉毒桿菌素被推進了血管，因此導致她全身中毒的症狀。

這種「江湖郎中」一般都是無照執業，根本沒有醫師證書，屬於刑事案件。我的朋友得知真相後非常氣憤，於是跟我商量怎麼讓此人就範、怎麼獲取賠償。

就在我倆準備求助於法律解決此事的時候，一直暗中觀察的「江湖郎中」卻已經消失得無影無蹤，我們這才發現她所有的身分資料都是假的。

事後我倆檢討，像我們這樣的「假知識份子」尷尬之處在於既缺乏真正的學識，又缺少江湖經驗。本來還想跟人家拍桌子講道理，沒想到對方直接掀了桌子。

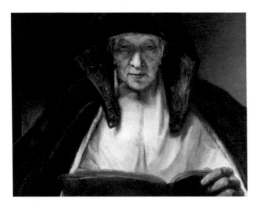

油畫《讀書的老婦人》
作者：林布蘭

老婦人完全鬆弛下垂的臉部皮膚和老年斑，顯露出她所經歷過的漫長歲月。儘管沒有使用各種抗老化治療來留駐青春，但是這樣優雅老去勝過僅有一副空虛年輕的皮囊。我認識一位真心令人敬愛的師長，她是一位心臟內科教授，那種知識分子女性的溫文爾雅讓年輕後輩們讚歎不已。

第 5 章　減脂塑形

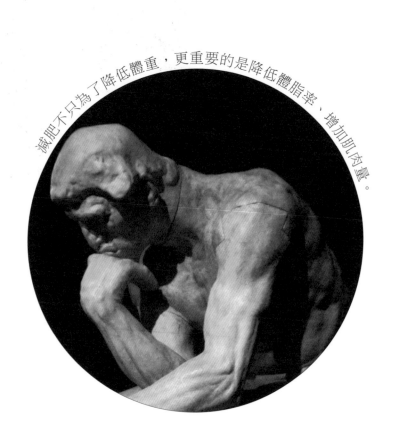

減肥不只為了降低體重，更重要的是降低體脂率、增加肌肉量。

第 1 節　從果腹到瘦身：形體美的變遷

我們去看看貞觀開元時期的唐代壁畫，或者法國路易十五時期的洛可可藝術，就會明白在強盛國力之下，人們對女性的形態美會抱持更加開放的心態。

即使在當今世界，仍有一些未開發地區面臨著食物匱乏的情形，那裡的人想保持體態豐腴是一種奢望，因為豐腴代表了營養充足、發育良好。

人類生活方式的急劇改變，已經把身體的緩慢進化遠遠拋在身後。動物蛋白和油脂在炭火上炙烤，或者直接和碳水化合物混合在一起進食，像是燒烤和漢堡這類食物，讓我們獲得了極大的愉悅。我們的身體還以為自己和數千年前在叢林裡生活的遠祖一樣，需要補充超過自身需求的熱量才能獲得飽腹感，需要儲存能量來應付下一頓飽餐之前的時光。

過度的肥胖是一種疾病。明朝崇禎末年的福王朱常洵是萬曆皇帝最寵愛的皇子，卻因為祖宗之法當不了太子，最後無奈之下就藩洛陽。他終日「閉閣飲醇酒，所好惟婦女倡樂」，終於吃成了一個150公斤的大胖子。

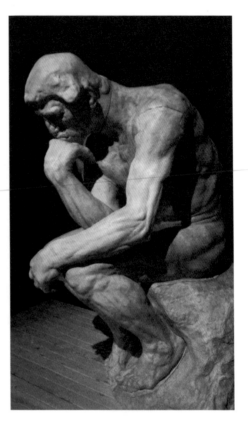

羅丹雕塑《思想者》　　本書作者拍攝

肌肉、脂肪和水的生物電阻抗特性不同，因此通過測量電阻抗就可以進一步瞭解身體各部位的脂肪含量，也就是體脂率。有一些看上去身材纖細柔弱的人，其內臟器官脂肪含量仍然過高。目測「思想者」的體脂率約為10%或者更低。在現實生活中要想長期保持這樣的身材，除了堅持訓練，還需要嚴格控制油脂和碳水化合物的攝入。

據民間傳說，李自成的部隊攻破洛陽，福王朱常洵被捆住牽去赴宴。在饑腸轆轆的農民軍眼裡，他這一身肥肉正好印證了統治者的貪婪，於是「釁王為俎，雜鹿肉食之，號福祿酒」，把這福王和皇家園林裡的梅花鹿一同煮了。

20年前，在我讀大學的那個時代，「減肥」就已經成了女生宿舍一個永恆的話題。今天，大家更習慣把減肥稱作「瘦身」或者「塑形」，這種稱謂的變遷，反映出人們健康觀念的轉變：減肥不單是為了降低體重，更重要的是降低體脂率，增加肌肉量，提高人體在各種壓力反應下的適應能力。

為了保持苗條身材，我們需要付出大量時間和經濟成本──合理搭配有機食材，每天精確地計算進食熱量和運動消耗，因此健碩的身體暗示著更高的社會階層。這種對苗條身材的追求，在幾十年前是無法想像的事情。

身體質量指數（BMI）是判斷肥胖最廣泛使用的指標，其計算方式是體重除以身高的平方（kg/m2），BMI在25以上屬於過重，大於30屬於肥胖。

肌肉、脂肪和水的生物電阻抗特性不同，因此通過測量電阻抗，就可以進一步瞭解身體各部位的肌肉和脂肪含量。體脂率是指人體內脂肪重量在總體重中所占的比例，有些人常去健身房鍛鍊，但是訓練計畫不夠均衡，經過半年的力量訓練之後再檢查電阻抗，就會發現上肢肌肉比例正常而下肢肌肉比例偏低，檢查結果和他們的訓練方案驚人的一致。還有一些女性雖然體重不重，四肢纖細，BMI並不高，但是通過超音波檢查，可發現其內臟器官的脂肪含量仍然偏高。

肥胖是心臟冠狀動脈缺氧、第二型糖尿病和高血壓等疾病非常明確的致病危險因素，會對呼吸、代謝、內分泌、泌尿生殖系統產生不同程度的損害，就連膝關節也會因為長期負重容易出現磨損和疼痛。

雖然關於代謝的機理還不完全明確，但很多研究都表明肥胖跟遺傳、環境、心理因素有關，還有一部分患者因為各種疾病導致內分泌紊亂，因此不應該一味地用貪吃、懶惰來解釋肥胖成因。

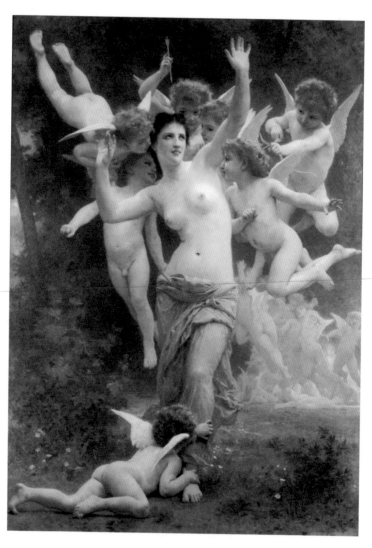

油畫《蜂擁》　作者：威廉‧阿道夫‧布格羅

目測圖中女子的BMI為20，體脂率20%。按照國際標準，BMI指數大於25就屬於過重，大於30屬於肥胖。台灣標準按照東南亞人的特點做了調整，大於24為過重，27以上就屬於肥胖。

第2節　手術減脂：抽脂與胃縮小

具有塑形功能的內衣只對輕微肥胖起作用，長期穿戴也會很不舒服。很多剛剛進入中年，身材開始走樣的女性，也只是在一些重要的場合，比如在20周年同學會上穿戴一下，希望能夠在當年仰慕自己的男同學面前繼續保持年輕時的風采。

在英國維多利亞時代，女性使用緊身胸衣（馬甲）把自己的身材雕塑成沙漏形，這種做法的結果就是腹部的臟器被擠壓向下移位，胸腔被擠壓使呼吸受到限制。所以在那個時期的文學作品中，動輒就能看到激動的女主人公暈厥過去的描寫，而搶救辦法就是趕緊將其挪到空氣流通的地方鬆開胸衣。

藥物減肥仍然有廣泛的市場，但真正經過批准的減肥藥物是通過抑制食欲產生效果的，而不是嚴重危害健康的瀉藥。很多減肥茶中含有瀉藥的成分，服用之後導致細胞內脫水，體重迅速降低兩三千克，但是沒過幾天體重就會出現反彈。這個過程中，人可能會因為電解質不平衡而有危險。

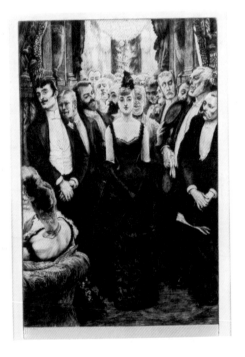

油畫《巴黎最美的女子》
作者：雅姆·蒂索

具有塑形功能的內衣只能對輕度肥胖起作用。圖中女子的細腰很可能是靠緊身胸衣束出來的。這不能不說是對女性身體的損害。

過度肥胖的患者是外科醫師的噩夢。腹部外科手術開始時，醫師剛剛切開皮膚和淺筋膜，外科手套上就沾滿了黃澄澄的油脂。光是開腹暴露術野（手術時可見的解剖範圍）這個過程就可能比別人額外多出十幾分鐘，手術難度和風險都明顯增加。術後切口也容易因為脂肪液化而發生感染或癒合不良。

在胃腸外科，最近幾年來有越來越多的嚴重肥胖患者採用了一種新型手術方案進行治療。在胃體綁一個可以調節的矽膠束帶來控制胃容量，連接束帶的球囊放置在體外，透過給球囊注水來調節束帶鬆緊，使患者的胃容量變小，只需少量進食就可以產生飽腹感，這樣就達到控制患者的每日攝入量的目的。這種手術方案聽起來似乎非常瘋狂，但其臨床效果不錯。要求嚴重肥胖患者依靠自己的毅力去節食和運動減肥，是不太實際的。

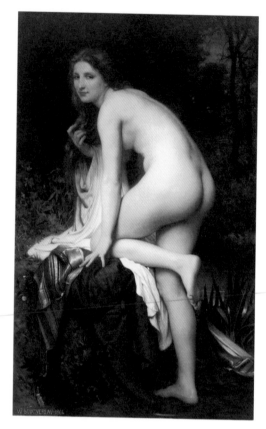

油畫《浴女》
作者：威廉‧阿道夫‧布格羅

在堅持唯美主義的學院派畫家布格羅筆下，腹部少量脂肪堆積展現了優雅健康的女性身體。但是在今天商業健身機構的宣傳下，教練會批評這種身材有氧訓練不夠、臀部力量訓練也有待加強。

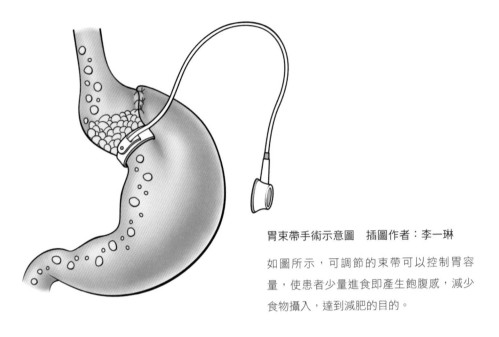

胃束帶手術示意圖　插圖作者：李一琳

如圖所示，可調節的束帶可以控制胃容量，使患者少量進食即產生飽腹感，減少食物攝入，達到減肥的目的。

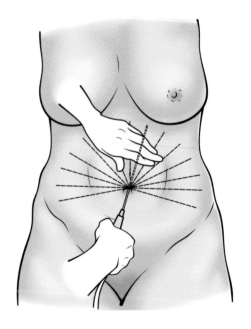

抽脂手術示意圖　插圖作者：李一琳

手術技巧對術後恢復自然美觀的身材至關重要：手術時多角度均勻抽吸脂肪，保留淺層脂肪對保持皮膚平整非常關鍵，因此抽脂術通常抽吸深層到中層的脂肪。

健身可以減小脂肪細胞的體積，而抽脂術是一種快速減少脂肪細胞數量的方法，缺點是不能消滅體腔內的脂肪細胞。要想維持抽脂手術的效果，需要患者在術前就下定決心改變既往的生活方式，包括進行適宜的運動和制訂合理的膳食計畫。

膨脹式局部麻醉是抽脂術中採用的一種特殊局部麻醉方法。將腎上腺素和利多卡因跟大量鹽水混合後灌注到皮下脂肪層，在止痛的同時可以收縮血管，起到止血的作用。鹽水滲透進入脂肪細胞，導致這些脂肪細胞破裂溶解，然後通過一根連接負壓的金屬管，伸入皮下脂肪層進行抽吸。

手術技巧對術後恢復自然美觀的身材至關重要：注射腫脹液要緩慢、均勻、平整，抽吸脂肪時要多角度均勻抽吸。脂肪層可以劃分為淺、中、深三層，保留淺層脂肪對維持皮膚平整非常關鍵，抽脂術通常抽吸深層到中層的脂肪。術後堅持穿戴數月塑身衣，可以讓皮膚逐漸回縮，恢復彈性。而有些明顯肥胖的患者，接受抽脂術後皮膚不能完全回縮，會形成明顯的皮褶，因此還需要考慮通過手術切除腹部多餘的皮膚再重新縫合，整形外科把這種技術稱作腹壁整形。

「馬甲線」的概念在這十來年間從健身圈走向大眾，但實際上只要足夠瘦，就能顯露出腹肌。要想展示出「馬甲線」，需要把體脂率維持在20%甚至15%以下，而沒有任何證據表明體脂率保持在15%就會比20%更健康。有些商業健身機構會誘導大眾，部分健美女性還會產生錯誤的優越感。

實際上，女性需要一定的脂肪含量維持生理功能。在美國，人民對商業機構的這一套宣傳已經開始產生抵觸情緒。2015年，著名內衣品牌「維多利亞的秘密」因為在廣告詞中使用了「完美身材」（Perfect Body）的字眼，遭到嚴重抗議。美國人民認為，美麗的標準不應該被別人定義，即使自己身材胖一點兒也應該被接納。

「維密天使」們為了事業而努力保持極低的體脂率，這股時尚風潮在最近十餘年席捲各國。我們對人體的美學觀念，也一直在西方的發展道路上亦步亦趨。不過近年來，大家似乎開始對此反思。

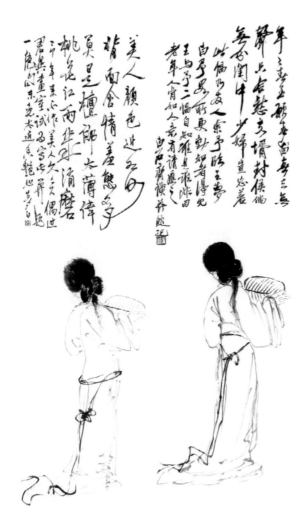

左圖：水墨畫《背面仕女圖》
作者：王夢白

右圖：水墨畫《背面仕女圖》
作者：齊白石

左圖題詩：美人顏色近如何？背面含情羞態多。莫是檀郎太薄幸，桃花紅雨幾消磨。

右圖題記：年年春至願春留，春去無聲只合愁。夫婿封侯倘無分，閨中少婦豈忘羞。此幅乃友人索予臨王夢白，予略所更動，知者得見王與予二幅，自知誰是誰非。因老年人肯如人意，有請應之。

這兩幅畫都反映了晚清時期青年女子普遍的嬌弱體態。王夢白創作此畫時28歲，而齊白石受友人相托，臨摹此畫時已過花甲之年。兩幅畫的主要區別在於髮髻、腰帶等細微之處。讀《白石老人自述》，會發現他是一個任性又自負的老頭兒。孰是孰非對於我們這些讀者來說已經不重要了，只覺得畫家那種真性情，真是有意思。

第 6 章　乳房整形

左右乳房的不對稱性，其實在女性中普遍存在。

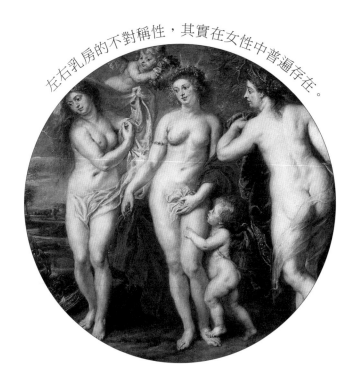

第1節　容積與質地：隆乳

乳房容積

　　對於有隆乳需求的患者，整形外科醫師會測量患者乳房得出一系列資料，從而計算出適宜的目標容積。但是我發現，有一些患者會在此基礎之上要求把目標容積再乘以1.25倍甚至1.5倍。

　　評價隆乳的效果不能只看增大多少毫升容積，還應該看在原基礎之上增大的比例——我們稱之為增大率。對於一個原本削瘦的女子，乳房容積只增加300毫升就可能比原有容積增大了50%，再配以削肩細腰，就能表現出不俗的效果。

　　國內有學者根據既往的資料總結出相對簡單的公式，可以對乳房容積進行推算。這裡提供給大家，大家可以粗略估算一下。但請注意，由於推導這個公式的樣本量並不大，所以根據這個公式計算出來的資料可能存在比較大的誤差。

　　乳房容積＝1/3π×乳房高度²×（3×乳房半徑－乳房高度）

　　這裡的乳房半徑是指把乳房看作一個半球形時的半徑，乳房高度指乳房上下緣距離。

　　或者使用更簡單的計算方法：

　　正常體重範圍內女性的乳房容積 ＝ 250＋50×胸圍差

　　特別肥胖女性的乳房容積 ＝ 250＋50×胸圍差 ＋ 20×超重體重

　　註：超重體重 ＝ 實際體重 - 標準體重，標準體重 ＝ 身高 - 110。

　　胸圍差是指經乳房最豐滿處（一般是乳頭平面）測量的中胸圍，減去經腋下測量的下胸圍。以上公式的容積單位均為毫升，長度單位為公分，體重單位為千克。

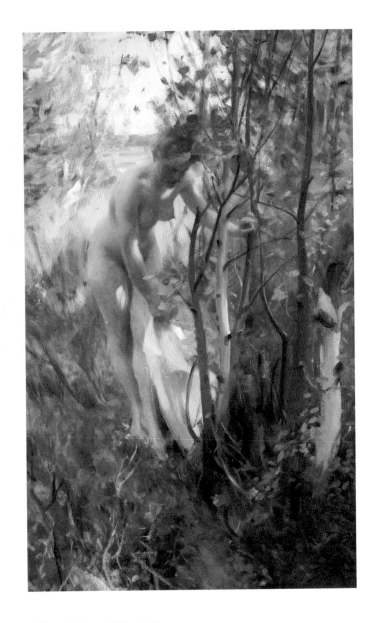

油畫　作者：安德斯・佐恩

當一名女子俯身，將乳房懸垂進一個充滿水的容器中，此時排溢出的水的體積就是乳房的體積，這是模具法測量乳房容積的概念。這種測量方法的問題在於，沒有考慮到乳房會因為接觸或者重力影響產生形變，俯身的時候，乳房受重力影響會顯得更大一些。

還有一種模具法可以用來計算乳房容積。當一名女子俯身彎腰，將乳房懸垂進一個充滿水的容器當中，排溢出的水的體積就是乳房的體積。這讓我想起著名的阿基米德浮力實驗——通過比較王冠和相等重量純金排水量的不同，阿基米德鑒定出了王冠的純度。

模具計算法的另一種思路是製作一個緊密貼合乳房的模具，然後以模具能夠儲存的水容積來替換乳房的容積。

這種測量方法的問題在於沒有考慮到乳房會因為接觸或者重力影響產生形變。

理想的乳房體積測量方法需要滿足幾點：屏氣後迅速完成，避免受呼吸影響；避免外力接觸而使乳房產生變形；應當準確識別乳房邊界組織，精準到毫升。

現在更先進的測量計算方法是3D成像技術。用條紋狀的雷射光束掃描目標物體並獲取3D資料，然後把這些資料登錄電腦，可以得出各點的3D座標，從而計算容積。3D成像技術目前已逐漸在臨床開展，用於指導手術，預測手術效果。

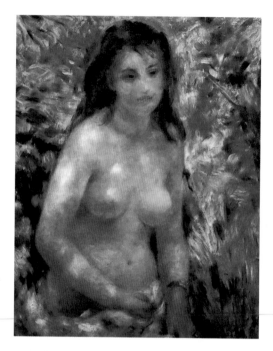

油畫《陽光下的裸女》　作者：雷諾瓦

圖中女子身體稍微前傾，乳房接近圓球狀。穿過樹蔭的光斑傾瀉在女子身上。在我們小時候的美術課堂上，小朋友們更喜歡欣賞那種強烈寫實的畫作。但是長大之後，如果你有幸在博物館見過這些印象派大師的原作，其斑駁的光影、細膩的筆觸會讓你明白這些作品的偉大。

乳房質地

　　都市傳說中，在車速60公里時將手伸出車窗外（危險動作，請勿試驗），感受到的風壓就是D罩杯的觸感。這種描述不夠精確的地方在於沒有考慮到乳房腺體和脂肪的構成比例。乳房的主要成分是脂肪和腺體，脂肪較柔軟，而腺體具有韌性，因此兩者占據的比例不同，決定了乳房的觸感不同。

　　另外，還有一些指標強調了乳房作為軟組織的彈性回縮特徵：乳房被蓋組織特性，乳房皮膚向前拉伸量，指捏軟組織厚度。

　　東亞女性乳房結構緻密，很多為圓錐形。有一個決定乳房脂肪細胞含量的基因EDAR在東亞人身上發生了改變，大部分東亞女性具有EDAR370A基因型，而不是EDAR370V基因型。在世界範圍內比較，東亞女性的乳房尺寸平均是A罩杯，俄羅斯人則達到了驕人的D罩杯，所以東亞女性很少同時擁有纖瘦的胴體和巨大的乳房。但是這種基因改變也有好處，這個基因同時決定了東亞女性的體毛和大汗腺（頂漿腺）分布較少，因此體味較輕，皮膚看起來更加細膩。

　　雖然東亞女性乳房容積普遍小於歐洲地區，但其中腺體比例高，所以即使產前母親乳房偏小，也不用特別擔心產後的寶寶缺少母乳。歐美女性的乳房脂肪比例高，觸感就更柔軟，形態上表現為上半球塌陷，下極渾圓飽滿。

假體分類

　　我們有時會在網路上看見一些形容乳房形狀的奇怪形容詞，如「紡錘奶、木瓜奶」，這顯然是一些不太好聽的評價。整形外科要對乳房形狀進行量化，可以按照乳房高度和直徑的比例以及乳房突度進行基本劃分：圓盤形、圓錐形、半球形。

　　植入的乳房假體根據形狀可以分為圓盤型和水滴型。

　　水滴型假體又叫解剖型假體，具有寬度、高度和突度三種參數，而傳統的圓盤型假體只有兩個維度——寬度和突度。水滴型假體更符合人體解剖構造，有中等突度、全突度、超高突度等不同尺碼。

　　根據材質，假體主要分為矽凝膠假體、水凝膠假體和鹽水袋；根據表面性質，假體可分為光滑面假體和絨毛面假體。

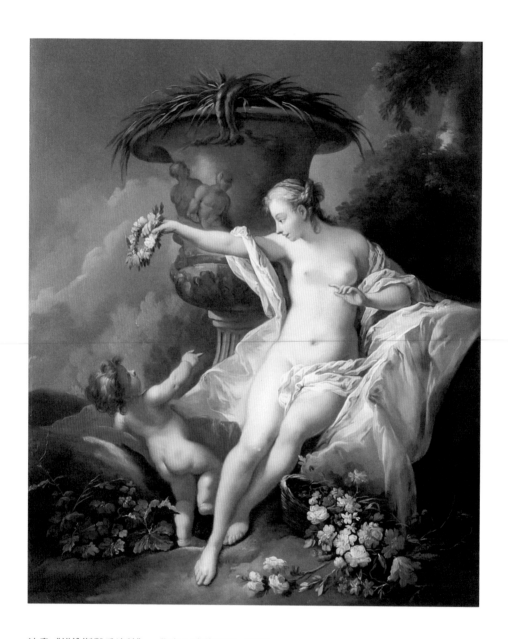

油畫《維納斯與丘比特》　作者：法蘭索瓦 · 布雪

有一個決定乳房脂肪細胞含量的基因EDAR在東亞人身上發生了改變，大部分東亞女性具有EDAR370A基因型，而不是EDAR370V基因型，所以東亞女性很少同時擁有纖瘦的胴體和巨大的乳房。這個基因同時決定了東亞女性的體毛和大汗腺分布較少，因此體味較輕，皮膚看起來更細膩。

由於乳房中含有大量脂肪細胞，如果圖中女子減脂成功，乳房就會變更小一點。

歷史上還出現過許多液態假體材料，比如液狀石蠟、液態矽膠。「奧美定」又叫「英捷爾法勒」，曾經在20世紀90年代被從烏克蘭大規模引進至中國大陸市場。這種液態物質除了容易導致乳房局部感染壞死，還會經過代謝分布到全身，並有致癌的風險，很多患者最後需要手術取出。這種材料在台灣並未核准以凝膠注射體內隆乳之產品上市，在中國大陸已於2006年被國家食品藥品監督管理局正式禁止生產使用。

手術方式

　　假體植入有兩個平面：乳腺下和胸大肌下。

1. 乳腺下平面：這種術式簡單，且術後乳房形態自然、觸感柔軟。但由於植入平面較淺，適用於本身脂肪和乳腺量比較充足的患者。如果本身腺體和脂肪含量偏少，那麼可能無法完全覆蓋假體，從而導致假體邊緣顯露，使莢膜攣縮率增加。莢膜攣縮是假體隆乳術特有的併發症。假體是一種異物，植入人體後，假體周圍的組織會因為異物反應形成莢膜。這種莢膜質地堅韌，是人體對異物產生的自然反應，起到隔離、包裹異物的作用。有報導稱，手術後8個月時間內，有6%患者發生了不同程度的莢膜攣縮。對嚴重的莢膜攣縮應該進行莢膜切開或者切除手術。

2. 胸大肌下平面：這種術式是把假體植入胸大肌下方。由於肌肉收縮，假體可能會向上、向外側移位。同時由於假體被固定於深部，患者不論站立還是臥姿乳房都一樣高挺，這並不符合正常生理特性。在手術中，如果剝離胸大肌深層間隙不夠徹底，腔隙就會偏小，術後若發生莢膜攣縮，假體會被擠向上方，引起假體移位的併發症。

　　雙平面植入術是目前流行的手術方法。假體一部分被放置於乳腺下，一部分被放置於胸大肌下方，綜合了上面兩類術式的優點。

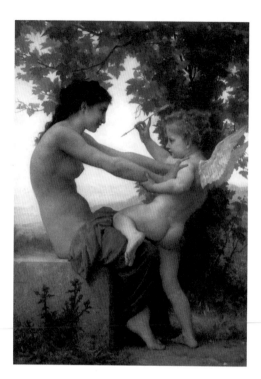

油畫《抵抗愛神的年輕女子》
作者：威廉·阿道夫·布格羅

乳房形狀可以按照高度與直徑的比例以及突度基本劃分為3種：圓盤形、圓錐形、半球形。圖中少女的乳房緊致挺拔，呈圓錐狀，腺體成分較多。乳房的主要成分是脂肪和腺體，脂肪較柔軟，因此其所占比例的不同決定了乳房不同的觸感。

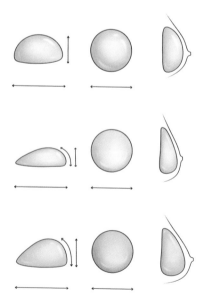

不同乳房假體形狀示意圖插圖
作者：李一琳

植入的乳房假體根據形狀可以分為水滴型和圓盤型。水滴型假體又叫解剖假體，具有寬度、高度和突度3種參數，而傳統的圓盤型假體只有兩個維度——寬度和高度。水滴型假體更符合人體解剖構造。圖為圓盤型假體（上）和不同突度的解剖假體（中、下）。

在哪個部位做手術切口是患者非常關心的問題。乳房皺襞下和腋下是兩個常用的手術入路切口，也有經乳暈甚至肚臍進行手術的。人們總是格外擔心手術遺留疤痕，因此腋下切口是比較常見的選擇。

自體脂肪移植

10年前剛開始起步的自體脂肪移植隆乳術被人詬病，主要有以下兩方面原因：

1. 移植的脂肪細胞容易壞死和鈣化，而鈣化是乳腺癌的影像學特徵。因此醫學影像專家擔心脂肪移植會干擾對乳腺癌的診斷，導致乳腺癌誤診率增加。
2. 體積保持率低。自體脂肪細胞吸收率可達50%，也就是說手術之後有近一半的脂肪細胞都不能存活。

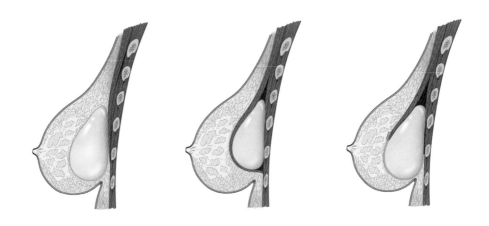

不同平面隆乳術解剖示意圖　插圖作者：李一琳

左圖：乳腺下平面隆乳術簡單而且術後乳房形態自然、觸感柔軟。但由於植入平面較淺，適用於本身脂肪和乳腺量比較充足的患者，否則可能會顯露假體邊緣，而且莢膜攣縮率高。

中圖：胸大肌下平面隆乳術中，假體植入胸大肌下方。肌肉收縮可能會導致假體向上、向外側移位。

右圖：雙平面植入隆乳術是目前流行的手術方法。

後來的研究顯示，影像學家的擔心是多餘的，而且現在也有很多辦法可以提高脂肪細胞存活率和手術安全性。目前單次脂肪移植最大可以增大一個罩杯，總共增加600毫升體積。

在移植脂肪細胞之前可以佩戴負壓乳房外擴張裝置。據研究，患者連續佩戴10週，每天10小時，乳房體積能夠平均增長100毫升。這給脂肪移植提供了空間。

自體脂肪移植聯合假體植入是目前流行的手術方案：先施行假體植入使乳房體積明顯增大，再移植自體脂肪細胞，起到局部修飾的作用。比如在乳房內側和上極注射，加深乳溝，掩蓋假體邊緣。多層次多方向的脂肪注射可以儘量保證乳房形態的完美。

自體脂肪細胞的採集一般來自自身腰腹部和大腿等處。採用水動力的密閉式脂肪抽脂術，可以減少採集脂肪細胞過程中的污染和破壞。抽出來的脂肪只有進行靜置沉澱，才可以分離出脂肪幹細胞。

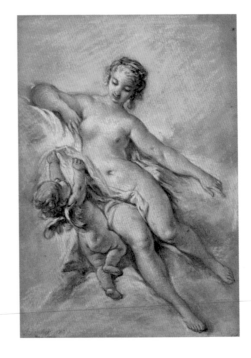

素描《維納斯和丘比特》
作者：弗朗索瓦·布歇

女性臥姿的時候，乳房的脂肪組織受重力影響會向兩側平攤開來。

脂肪幹細胞移植是目前研究熱點之一，也是許多美容機構的熱銷項目。一個主攻幹細胞移植研究的外科醫師曾經言辭誇張地告訴我：「幹細胞的好處就是打在哪裡就長哪裡，打在胸上就長胸，打在屁股上就長屁股。」

　　但實際上，脂肪幹細胞的再生分化能力有限，目前主要利用的是其血管形成能力，其臨床效果還需要進一步探究。

第 2 節　提升與重建：提乳縮乳

　　女性以胸式呼吸為主，而男性以腹式呼吸為主。所謂胸式呼吸是指肋間外肌收縮牽拉肋骨，胸腔以前後擴張運動為主；腹式呼吸則是膈肌明顯下移，牽引胸腔擴大，呼吸時可以看到上腹部明顯起伏。

　　女性靜坐時，胸部會隨著胸腔呼吸運動微微起伏，但巨大的乳房會壓迫呼吸、牽拉頸肩疼痛，夏天出汗還會導致皮膚疹。女生還要面對挑選衣物時的巨大困擾：很多普通衣物上身之後都顯得情色意味十足，不適於大多數工作場合。

　　巨大的乳房還容易增加下垂的風險。乳房下垂暗示著衰老和生育能力減退，下垂塌陷，乳頭過大，乳暈顏色加深：我們生活在叢林中的那些祖先只能憑此辨別女子是否已經過了最佳生育期，由簡單的自然法則形成審美觀念。我們今天當然不會如此狹隘。

乳房解剖美學

　　現代整形外科對乳房的測量起始於20世紀50年代，有人提出理想的乳頭平面應該和肱骨中點位於同一水平線上。隨後，以兩乳頭、胸鎖關節為標誌點，美學三角的概念出現了。以兩乳頭連線為乳頭間距，乳頭至胸鎖關節為胸乳距，大致可以構成一個等邊三角形。如果乳頭間距窄而胸乳距長，就可能提示乳房下垂。

　　標準的乳房測量資料應該滿足右頁表格。

乳房正面	兩乳頭至胸鎖關節的距離與兩乳頭的間距大致構成一個等邊三角形;乳頭和乳暈的直徑比為1:3左右
乳房側面	乳房上極為略突出的直線,下極為1/4半圓弧形;上下半球比為45:55;乳頭上翹20°
身體比例	胸圍、身高比例為0.55;胸腰臀比例為1.00:0.72:1.10

　　乳房組織的彈力主要由纖維結締組織決定。懸韌帶從乳腺小葉表面到乳房前的淺筋膜均有分布,起了支撐懸吊乳房的作用。

　　女性的乳房從青春期開始發育,由圓錐形逐漸發育為渾圓飽滿的半球狀,然後受重力影響,向外向下移動形成淚滴狀。這時乳房下半球和胸壁形成皺褶,稱作乳房下皺襞,這是正常成熟的形態。在此之後乳房逐漸塌陷萎縮。

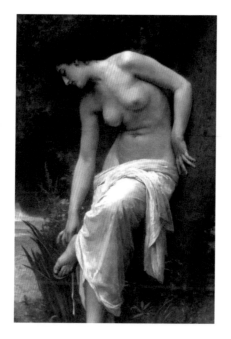

油畫《浴罷》　作者:威廉・阿道夫・布格羅

乳房組織的彈力主要由纖維結締組織決定。懸韌帶從乳腺小葉表面到乳房前的淺筋膜均有分布,起了支撐懸吊乳房的作用。圖中女子乳房下緣最低點略低於乳房下皺襞,但是乳頭平面是正常的,這是乳房組織受到重力作用產生的自然現象。

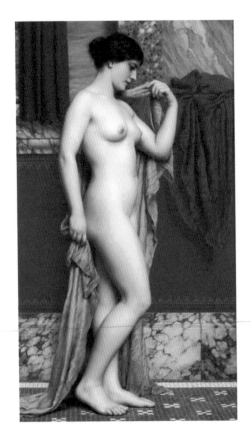

油畫《溫水浴室》
作者：約翰‧威廉‧格維得

如圖所示，乳房側面美學特點包括乳頭平面、上極、下皺襞。乳房上極為略突出的直線，下極為1/4半圓弧形，上下半球比為45：55。

女性的乳房從青春期開始發育，由圓錐形逐漸發育為渾圓飽滿的半球狀（圖中女子乳房形狀），然後受重力影響，向外向下移動形成淚滴狀。這時乳房下半球和胸壁形成皺褶，稱作乳房下皺襞，這是正常成熟的形態。在此之後乳房逐漸塌陷萎縮。

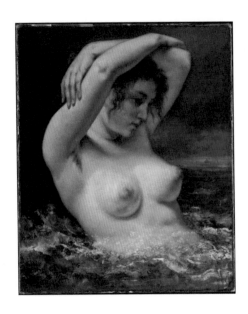

油畫《海浪中的女人》
作者：居斯塔夫‧庫爾貝

從圖中可以看出，影響外觀的除了乳房容積大小之外，還有位置、高度、乳房上極斜面、基底大小、乳暈的比例與顏色等。

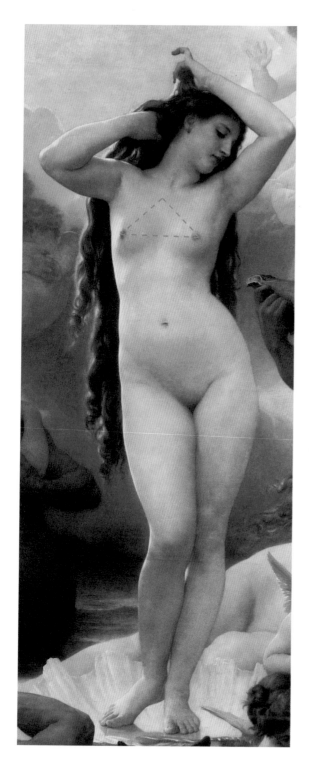

油畫《維納斯的誕生》局部
作者：威廉・阿道夫・布格羅

畫中維納斯的乳房目測在A、B罩
杯之間，呈圓盤狀。以乳頭、胸
鎖關節（就是兩側鎖骨正中間的
位置）作為標誌點，兩乳頭之間
為乳頭間距，乳頭至胸鎖關節為
胸乳距，大致構成一個等邊三角
形（圖中綠色虛線所示），這就
是美學三角的概念。如果乳頭間
距窄而胸乳距長，可能代表乳房
已下垂。

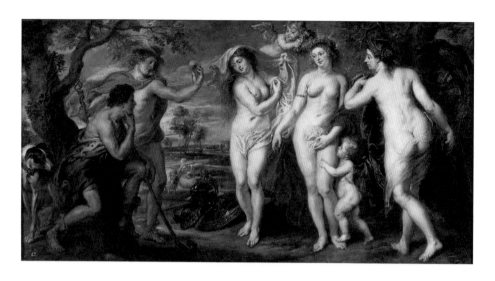

油畫《帕里斯的評判》 作者：彼得‧保羅‧魯本斯

在古希臘神話故事中，特洛伊王子把金蘋果送給上圖居中的愛神阿佛洛狄忒，愛神阿佛洛狄忒許諾他與最美的女子海倫相愛，這成為特洛伊戰爭的導火索。

為阿佛洛狄忒當模特的這名女性後來成為畫家魯本斯的第二任妻子。用今天的審美眼光來看，她的左右乳房對稱性欠佳，左乳偏小而右乳有一點外擴。在魯本斯其他採用這個模特的畫作中，同樣也能看到這一點缺陷。這種左右乳房的不對稱性，其實在女性中普遍存在，內衣就可以很好地修飾這一點。

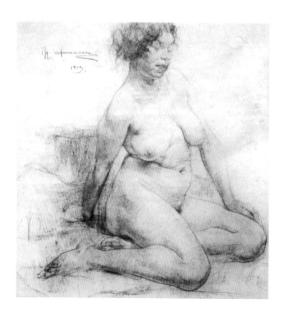

素描 作者：尼古拉‧費欣

乳頭和乳房下皺襞的高低關係決定了乳腺下垂的嚴重程度。乳頭與下皺襞水準，最低點超過下皺襞1-3公分為乳房中度下垂，而圖中女子乳頭位置與最低點接近水準，而最低點超過下皺襞3-10公分，屬於重度下垂。

乳房下垂的嚴重程度可依照形態或是公分來分類，以下是以公分來分類的方法：

表6.2乳房下垂嚴重程度分類

分類	乳頭與乳房下皺襞關係
輕度下垂	乳頭與下皺襞保持水準或稍低
中度下垂	乳頭位於下皺襞和最低點之間，最低點超過下皺襞1-3公分
重度下垂	乳頭與最低點保持水準，最低點超過下皺襞3公分以上
乳房假性下垂	乳頭位置沒有改變，而腺體組織下垂明顯， 這是乳房組織的異常分布

提乳與縮乳手術

提乳固定術適用於乳房下垂而乳房容積並沒有明顯增大的患者。這種手術需要將乳腺組織剪切游離成幾瓣，將上極縫合固定於胸壁，把乳腺其餘部分折疊後重新縫合成形。手術有提升乳房的作用，但並不會導致乳房容積減小。

縮乳手術的原則是將多餘的皮膚和部分腺體切除，保留乳頭乳暈並上提至正常位置。比如最常用的倒T切口下蒂法，其手術成功的關鍵是術前確定乳頭位置，術中保留乳頭乳暈部位的供血。

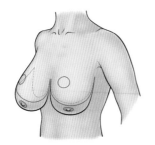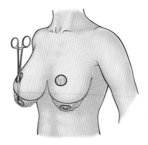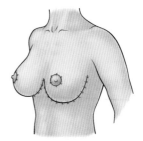

縮乳手術示意圖　插圖作者：李一琳

縮乳手術的方式有很多種，圖示的手術方案是最簡單的。

乳房修復重建

　　演員安潔莉娜‧裘莉的母親在20世紀70年代也是一名電影演員，因患卵巢癌去世。裘莉家族攜帶有突變的BRCA1基因。BRCA1/2基因負責維修損傷的DNA，其基因型由HRR突變為HRD之後，就喪失了修復DNA的能力。因此，醫師預測裘莉罹患乳腺癌的風險達到了87%，卵巢癌的發病率也有50%。她在2013年預防性地切除了乳腺，之後又在2015年預防性地切除了卵巢。

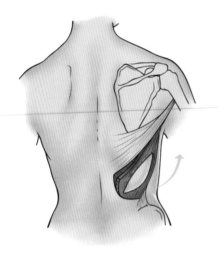
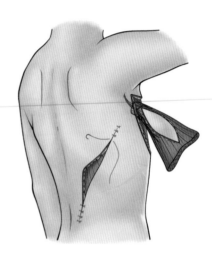
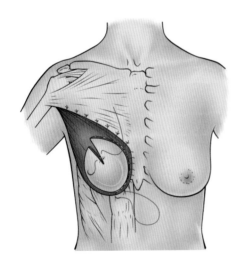

背闊肌皮瓣乳房重建示意圖
插圖作者：李一琳

在《古墓奇兵》系列電影當中，安潔莉娜·裘莉的銀幕形象像一頭性感野性的母豹，這種激進大膽的治療方案符合她的性格，可以一勞永逸地解決問題。影迷也大可不必擔心她手術之後的身材，她完全可以支付巨額費用來延請世界一流的整形外科團隊為其進行乳房重建。

乳腺癌是女性發病率最高的惡性腫瘤。患者在接受乳腺癌手術治療時可以選擇一階段重建或者二階段重建。一階段重建（直接放置人工義乳），與乳腺癌保乳手術同時完成，為患者避免了多次手術的痛苦。

除了植入假體之外，採用闊背肌皮瓣、腹直肌皮瓣等進行再造也是乳腺癌術後進行乳房重建的一種選擇。在整形外科中，皮瓣移植能否存活的關鍵就在於血液供應。採用闊背肌皮瓣是把背部的皮膚肌肉還有脂肪組織作為一個複合體。由於肌皮瓣保留了供血的動脈，因此以血管蒂為軸，肌皮瓣可以通過皮下隧道轉移到胸部，用來重建乳房。

第 7 章　臀整形

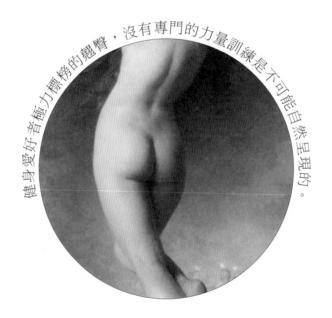

健身愛好者極力標榜的翹臀，沒有專門的力量訓練是不可能自然呈現的。

約莫二十年前，我在百無聊賴的青年時期讀了很多關於同性戀的著作（如李銀河、王小波合著的《他們的世界》）。當時還沒有什麼「腐文化」，健身運動也不像今天這樣廣泛流行。我誤以為只有男同性戀才會在性活動中迷戀那種肌肉虯結的肉體。王小波在小說《東宮西宮》也這樣描繪男同性戀主人公阿蘭的身體：「從鏡子望，看到了自己的後半身：緊湊的雙腿，窄窄的臀部。」這樣的書讀多了，結果就是當我離開醫院，行走在東單公園附近的時候，看誰都覺得像同性戀。

那時候大家還都認為適宜的皮下脂肪層才能體現女性的柔美。在幾十年前的中西畫作裡出現的，要麼是纖細柔弱的女子，要麼是高大健碩的美人，我們幾乎找不到今天流行的女性健美形象：保持極低體脂率的同時還有明顯的胸臀等女性性徵。

生活習慣和時尚風氣會因為商業利益而被刻意誘導影響。西方飲食文化中，對於甜食的強大迷戀是很多華人不能接受的，有些食物「甜到膩人」。直到現在，從美國回來的人們也會抱怨當地人攝入的甜食實在太多。著名醫學期刊《美國醫學會雜誌》的子刊曾經發表了一篇文章，揭露美國糖業協會在20世紀60年代通過提供研究基金的方式對「過多攝入糖製品會增加心血管疾病風險」的研究結果進行干預，從而控制輿論，增加糖製品銷量。實際上，現在我們生活中對鮮奶的推崇，也受到了乳製品行業廣告行銷的影響。

在今天，運動健身產業開始不遺餘力地宣傳健身所帶來的好處，還給女性身體各個部位取了很多名詞：馬甲線、比基尼橋、腰窩、大腿縫等等。

在我小的時候，明顯的性徵特點是讓人感到難為情的。中學時期的「小流氓」曾信誓旦旦地告訴我說，看女孩走路時能不能併攏大腿，就能判斷這姑娘還是不是處女。王朔在小說《動物兇猛》裡記錄了幾十年前的北京大院子弟這樣罵人：「一看就是圈子，屁股都給X圓了。」

翹臀並不是女性生殖力強的表現，脂肪的堆積和寬大的骨盆才顯現出豐富的營養和易於分娩的骨產道。我們觀察一下處於發情週期的哺乳動物高高翹起易於交媾的臀部，就會明白翹臀意味著更強烈的性吸引力。古代先民會把豐收莊稼和生殖繁衍聯想在一起，那個時期的雕塑作品，常有巨大誇張的男女性器，這是明顯的生殖崇拜。而性愉悅與生殖功能的分離，是現代工業社會的特點。

實際上，現在健身愛好者極力標榜的翹臀，沒有專門的力量訓練是不可能自然呈現的。不同的族裔本來有不同的身材特點，對臀部也有不同的審美認知。拉美人會希望臀部的內外側都很豐滿；非洲人則會期望擁有更加巨大的臀部，這種豐滿的臀部曲線應該延續到大腿外側；而華人通常認可比例適中的圓潤臀部。

因此，今天不同人群對臀部美學特點的認知有很大的差異，整形外科醫師為了清楚地區分這種差異，對臀部做了美學單元分區。

表7.1臀部美學標準

背面	側面
1.臀溝上方，臀內側和骶間隙形成V形區，反映出輪廓清晰的臀部肌肉	1.從腰骶部向下呈流暢的S形曲線，臀部最突出點與骶骨水平
2.臀皺襞由內向下外側傾斜，臀部和兩大腿之間形成菱形空隙。水平或者向外上傾斜的臀皺襞缺少美感	2.臀部突度達到2：1
3.臀中部外側曲線流暢飽滿，沒有凹陷	3.腰臀比接近0.7

臀部最高點至股骨大轉子的距離除以股骨大轉子至恥骨聯合最高點的距離，得到的就是臀部突度。許多女性因為長期穿高跟鞋使腰椎反曲，使骨盆前傾，卻給人以臀部上翹的錯覺。

隆臀可以通過植入假體完成，但是這種手術的併發症較多，效果也不好。目前90%以上的臀部整形手術還是採用自體脂肪移植的方式，即通過改變腰臀部的脂肪分布來實現。

為了提高脂肪細胞的存活率，在抽取腰腹部的脂肪時應該注意避免過大的負壓，然後離心分離出脂肪細胞。儘管如此，仍會有差不多1/3的脂肪細胞會遭到損壞。如果單側臀部需要600-1000毫升的脂肪細胞，則應該抽吸製備1800-3000毫升的脂肪顆粒。有文獻指出，單側臀部自體脂肪注射量最大可以達到1800毫升以上。

從骨膜到皮下，分層次注射可以保證脂肪均勻分布。皮下血腫會毀掉隆臀手術，因此術後必須用紗布壓迫包紮並讓患者穿戴彈力服。

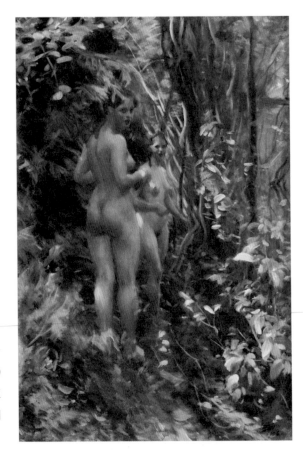

油畫《母鹿》
作者：安德斯・佐恩

緊實的臀部肌肉顯示出主人的青
春活力。畫家給我們展示的是19
世紀北歐鄉村那些沒有刻意訓練
過的勞動女性身材。可以看出圖
中女子臀部外側的凹陷。

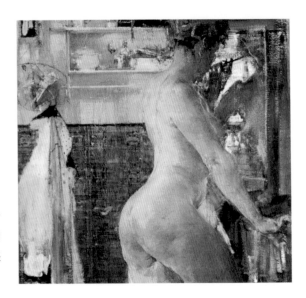

油畫　作者：尼古拉・費欣

肥大健碩的臀部和飽滿的大腿外
側線條，這是費欣為我們展示的
20世紀初的俄國女性。畫作線條
粗糙，用色明快飽和。

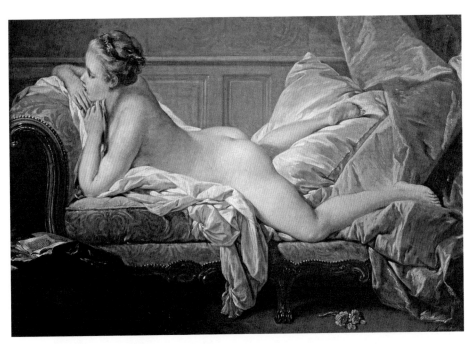

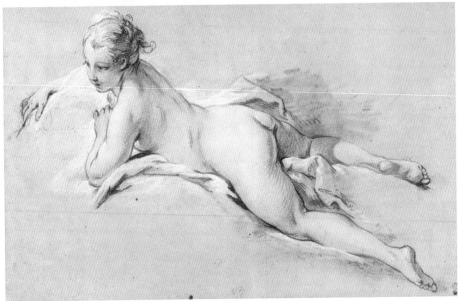

上圖：油畫《沙發上的奧達麗斯克》，下圖：素描《宮女》　作者：弗朗索瓦‧布歇

布歇是18世紀法國洛可可繪畫藝術的代表人物，其作品情色意味濃厚。注意對比兩幅畫中女子腰部臀部之間脂肪堆積的不同，上圖女子腰骶部和臀溝上方形成V區。據說法王路易十五看見《沙發上的奧達麗斯克》後不久，模特兒奧達麗斯克就成了他的情婦。

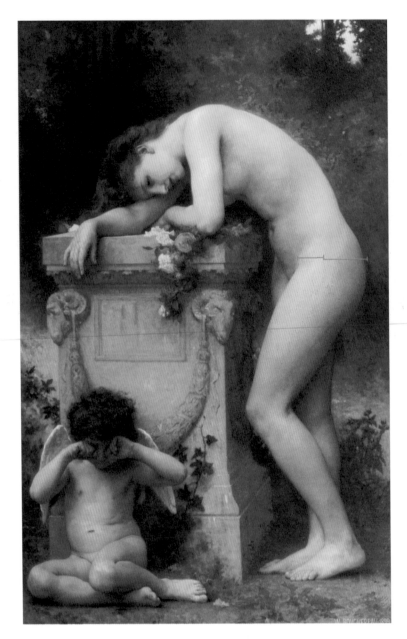

油畫《哀歌》　作者：威廉‧阿道夫‧布格羅

臀部最高點至股骨大轉子的距離除以股骨大轉子至恥骨聯合最高點的距離，得到的就是臀部突度（圖中綠線所示），飽滿的臀部突度應該達到2：1。腰臀比是判定中央型或內臟型肥胖的指標之一，一般認為腰臀比接近0.7是最佳的比例。

圖中哭泣的小天使叫愛洛斯，也是《抵抗愛神的年輕女子》中的那個天使。

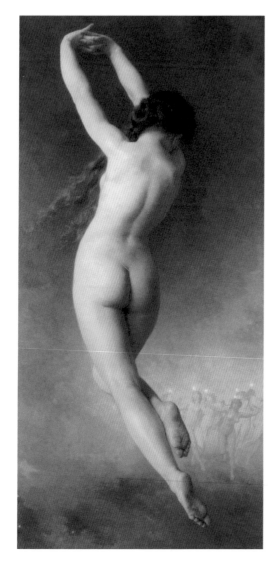

油畫《消失的普勒阿得斯》
作者：威廉·阿道夫·布格羅

畫中女子具有比例適中的臀部和圓潤的曲線，符合大眾傳統的審美。而要想實現臀皺襞由內向下外側傾斜（圖中紅線所示），使臀部內側和兩大腿之間形成菱形空隙，就需要深蹲這類的力量訓練來增強臀大肌。否則隨著年齡增長，水平或者向外上傾斜的臀皺襞會因為鬆弛下垂而會失去美感。

當今許多女子希望擁有更清晰的臀肌輪廓，在腰骶部和臀溝上方形成界限分明的V區（圖中綠線所示），並可以清晰地看見腰窩。由此可見，我們今天的審美喜好已經較數十年前有了巨大改變。

第 8 章　女性私密整形

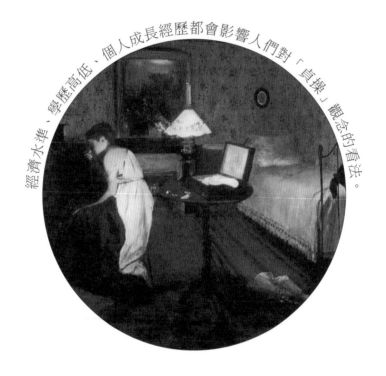

經濟水準、學歷高低、個人成長經歷都會影響人們對「貞操」觀念的看法。

第 1 節　觀念分歧：陰道冠修復

今天我們談論女性生殖器整形，或者說女性私密處整形時，會發現這一大類手術專案指向兩個完全截然相反的治療目的。

一部分手術是想通過技術手段幫助患者偽裝成缺少性經驗的女性，比如陰道冠（原稱處女膜[1]）修復、小陰唇縮小，還有乳頭外陰皮膚漂紅；另一部分治療強調可以改善女性的性快感，比如陰道緊實、G點注射和骨盆底肌訓練。

這種巨大矛盾反映出目前不同人群在對女性應該扮演何種社會角色這個問題上，存在著嚴重的思想分歧。

一般認為，在嬰幼兒時期，女性的陰道冠作為陰道口的薄層黏膜組織，具有隔離保護生殖器的作用；而對於已經性成熟的女性，這顯然沒有任何用處。

陰道冠中間有方便經血通過的小孔，呈圓孔、篩孔等形狀，因人而異。如果陰道冠沒有開口，則被稱作陰道冠閉鎖。在兒童醫院，外科醫師有時會接診閉鎖型陰道冠的患者。這些剛進入青春期的小患者常因為沒有月經、下腹疼痛而來就診，超音波檢查會發現她們的經血積存在子宮和陰道，需要通過手術切開陰道冠引流經血。

關於「處女」和「處女膜」相關的很多問題，我們可以使用古希臘先哲蘇格拉底的反詰法來幫助大家思考。

陰道冠完整是否意味著一名女性就是處女？陰道冠不完整是否就意味著一名女性不是處女？

1　近年台灣多個民間團體支持「處女膜」一詞正名，提倡「舊稱處女膜，因涉歧視及物化女性故更名」等具性平意涵的解釋。2022年5月，台灣女人連線發起徵名行動，在近9成贊同重新命名者中，「陰道冠」為最高支持比例的名稱。至本書截稿前，政府主管機關衛生福利部已承諾研擬相關規範指引，適當名稱則待研議。本書「處女膜」一詞除了手術名稱之外，皆以「陰道冠」取代。

首先，我們如何定義處女呢？是指沒有性經驗還是指保持陰道冠的完整？

如果是前者，那麼性經驗指的是什麼呢？是親吻愛撫、生殖器接觸這一類邊緣性行為，還是陰莖的插入？那麼經口和經肛門的性行為算不算性交呢？不同國家的法律在判斷「強暴」時，對「性交」也有不同的定義[2]，大部分國家採用的是生殖器接觸說，也有國家採用陰莖的插入甚至射精完成來定義性交。

如果處女是指陰道冠的完整，顯然有很多性行為之外的原因可以導致陰道冠破裂，比如劇烈運動、騎跨傷，以及自慰。

臨床上有時還能見到已經發生過幾次性行為的女性前來婦產科就診，結果發現陰道冠仍然完整。這是因為部分女性陰道冠比較堅韌，開孔較大，初次性行為並不會撕裂陰道冠。我在婦科門診實習的時候曾經見過一名年輕女子，因為和男友初次性行為之後內心驚慌，擔心懷孕和感染來就診。門診的婦科醫師使用擴陰器（俗稱鴨嘴）給她做陰道內診，才發現她的陰道冠並未完全撕裂，倒是因為這次檢查引起少量出血。

至於是否做過陰道冠修復手術？由於手術之後一般會留下不甚明顯的疤痕，有經驗的婦產科醫師和整形外科醫師仔細檢查，一般是可以區別的。

網路上針對「處女膜修復重建」有著鋪天蓋地的爭論，然而就當今社會而言，這種現象既已客觀存在，可能還會繼續存在一段時間，這讓人無奈，也值得大家深思。思想觀念並不像手術，可以簡單快速、立竿見影地產生改變，但點滴思考積聚起來，也許就能打破固有思維，使女性不再為此感到困擾。

處女膜修復術是一個通過局部麻醉就能完成的小手術。傳統的做法是修剪已經撕裂並形成疤痕的陰道冠，形成新的創面，直接縫合創面邊緣。但是有報導稱這種術式的成功率只有50%左右。其原因在於，陰道外口鬆弛，直接縫合張力太大，血供太差，同時手術區域靠近尿道和肛門，容易因為感染導致切口不癒合。

2　根據台灣刑法第10條第5項中「性交」的定義，指「非基於正當目的」所為的性侵入行為：
　　一、以性器進入他人之性器、肛門或口腔，或使之接合之行為。
　　二、以性器以外之其他身體部位或器物進入他人之性器、肛門，或使之接合之行為。

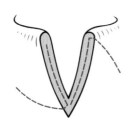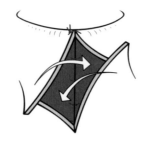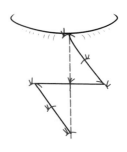

處女膜修復術示意圖　插圖作者：李一琳

陰道冠修復可以修剪陰道冠殘緣後形成創面直接縫合，但是癒合成功率不高。也可以如圖所示，游離為內外兩層，內層直接縫合，外層交叉呈Z字形後縫合，這樣使得縫合接觸面積增大，有利於癒合。提高手術成功率的關鍵在於兩點：減少縫合張力和增加縫合時創面的接觸面積。

提高手術成功率的關鍵主要有以下兩點：

1.減少縫合張力，這需要剝離陰道黏膜，縫合陰道黏膜肌層。即使陰道冠殘留很少甚至沒有殘留，也可以剝離陰道黏膜，讓陰道黏膜作為陰道冠的替代，縫合完成手術。

2.增加縫合時創面的接觸面積，這主要在於縫合方式的設計。

　　做到以上兩點，手術成功率可以達到80%至90%，實現預期目標：陰道外口縮小，陰道冠完整。術後首次性行為時產生突破感，增加疼痛感，增加出血。

　　在此基礎上，許多文獻提出了各自創新的術式。至於私立的整形機構更有花樣百出的噱頭。但在我看來，這些方案並沒有根本性的差異。

　　驗證處女，一定是在進入父系社會和建立私有制之後才有的事情。隨著女性成為男性、家族的附屬物，成為私有財產的一部分，女性的貞操就成了財產權的一部分。在古代，有的地區還流傳有把女子再嫁之後的頭胎嬰兒殺死的習俗，因為她再嫁的男方家庭無法判斷這個孩子是不是自己家族的血脈。

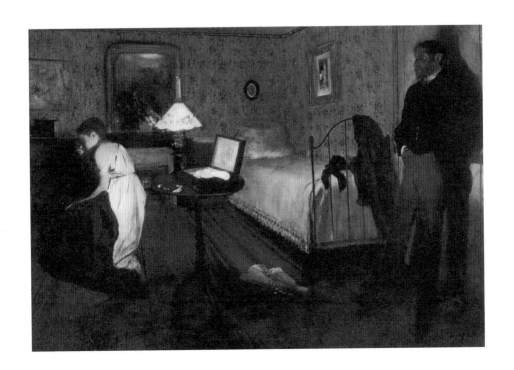

油畫《房間裡》　作者：愛德格・竇加

竇加的這幅油畫《房間裡》又名《強姦》。畫中男子神色冷漠，女子掩面抽泣。我們能夠推測房間裡剛發生了可怕的事情，油畫展現的正是性暴力結束後的場景。最初的處女膜修復手術就是為意外失貞的女子提供補救措施。在貞操觀念越強烈的社會，施行這種手術就越隱秘小心。

　　如果多讀一點古代經典文學名著，就會明白古代人在偽裝處女這方面也下過大功夫。現代外科建立已有兩百年之久，而關於這項極其簡單的手術的學術報告出現才不過幾十年時間，這是不符合學術發展規律的事情。我相信這是由於手術本身的私密性決定的，這項特殊的技術應該已經偷偷傳承很多年了。

　　根據學術報告，大多數患者要求做陰道冠修復是因為「年幼衝動」、「無知被騙」、「意外發生」、「再婚」、「特殊行業」等。但是十年前我見證了同一名患者在一年時間之內完成了兩次成功的處女膜修復術。對其手術動機，我有了不同的看法，我懷疑這名女子的做法其實是在婚戀市場的一種投資行為。

我們從新聞中可以看到，有些地區還存在「女德班」這種封建殘餘，甚至提出「女孩最好的嫁妝就是貞操」這種說法。其實也不需奇怪，社會高速發展，地區經濟文化發展不平衡，男女人口結構不平衡，導致人們思想觀念差異巨大。德國哲學家恩格斯說過：「對於資產階級而言，婚姻和賣淫的區別不過是批發和零售。夫妻雙方都是在賣淫，以妻子為常見。只有雙方之間不存在經濟關係了，才是真正的婚姻。」（恩格斯《家庭、私有制、國家的起源》）。因此，有一部分適齡女性把貞操作為婚戀市場上的籌碼，甚至反覆出售。

經濟水準、學歷高低、個人成長經歷都會影響人們對於貞操觀念的看法。在二十年前，大多數男性讀者初次讀到《神雕俠侶》中的小龍女意外失貞，都會自我代入，然後異常心痛。

據台灣內政部統計處公布，民國110年離婚對數達4萬7888對，其中5年內離婚者占34.75%創新高。再過20年會發生什麼呢？婚姻制度會不會解體？我們對兩性關係、婚姻和家庭的看法，又會有什麼樣的改變？

十幾年前我讀整形外科研究所的時候，創作了一首打油詩。現在看來正反映出本人年輕時代閱歷不足、思想淺陋。今天奉上以饗讀者，不過博君一笑。

無能為力

我可以

用小刀削平歲月的痕跡

我可以

把矽膠塞進胸大肌間隙

我甚至可以

將早已破裂的處女膜

小心翼翼縫補起

但是別人

留在你心裡的秘密

我卻無能為力

第2節　張弛有度：陰道緊實

據說，中國歷史上婦女纏足源於唐宋時期的宮廷，而經歷靖康之難後的漢族婦女，遭受到更加強化的禁錮。到明清時期，纏足已然成為一種社會風氣。

至於為什麼要通過纏足禁錮女性？有一種更加隱晦的說法，是因為小腳女性能夠為男人提供更多的生理快感。小腳女性走路不便，迫使大腿內側肌肉用力，肌肉長期代償的結果就會導致陰道緊縮。

陰道緊實手術剛剛在歐美醫療市場推廣的時候，女權主義者對其進行了強烈譴責，認為這個手術僅僅是為了滿足男性的性欲，是對女性的物化。而在今天中國大陸的醫美市場，女性私密整形已經成了增長最快的整形項目之一，許多美容醫療機構的廣告噱頭仍然是「增強夫妻生理快感，挽回瀕臨破碎的婚姻」。

這項術式在歐美和亞洲市場的流行中存在不同爭議。這就像香菸的流行一樣，受到不同社會文化的影響。在歐美國家，女性吸菸是女性平權、獨立個性的彰顯，可以登上電影大螢幕；但是在亞洲，男人們聚在一起吸菸則可能是一種社交手段。

陰道緊實更準確的稱呼是陰道成形術，通過對陰道口、陰道腔的陰道黏膜上皮和肌肉層進行縫合處理來收緊陰道，增加性交時的摩擦力。目前還有一些方法是通過注射或者植入具有生物相容性的材料來緊縮陰道的，但是臨床效果還需要長期的觀察。

女性產後陰道鬆弛還常伴隨骨盆底肌功能障礙，包括尿失禁和骨盆器官脫垂。孕婦骨盆底部肌肉長期受到壓迫，失去彈性、張力減退，這時候出現咳嗽等使腹腔壓力增高的動作，就會有尿液溢出。文獻報導，分娩之後會有2%至30%的婦女罹患不同程度的尿失禁，這會嚴重影響生活與社交。

通過訓練骨盆底肌肉來加強肌肉張力，教會患者正確收縮陰道肌，這種復健治療方法叫作凱格爾運動。現在許多火紅的產後護理之家宣傳，通過這種訓練方式改善女性產後骨盆底功能，同時提高夫妻生活品質。

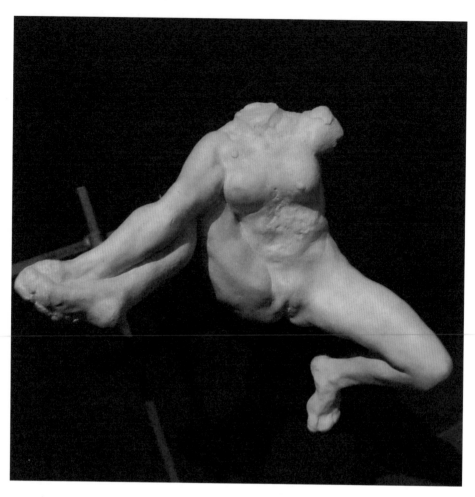

羅丹雕塑　本書作者拍攝

電影《羅丹與卡蜜兒》講述了雕塑家羅丹和他的學生，也是他的模特和情人卡蜜兒的故事。電影中部分場景再現了羅丹的創作過程，而此尊雕塑展示出女性美麗矯健的身體。正確的骨盆底肌訓練可以改善女性分娩後的骨盆底功能，避免尿失禁。

陰唇縮小與私密處美白

有一些女性抱怨在運動、穿緊身褲和發生性行為時，肥大的小陰唇會引起疼痛，因此要求做小陰唇縮小手術，但更多的患者是出於對自身生殖器外形的不滿意而要求做這項整形手術。網際網路時代的資訊傳播讓女性之間有了更開放的交流，也有更多機會把情色照片跟自己的身體進行對比，並因此喪失自信。小陰唇縮小術最常見的術式是小陰唇中央楔形切除術，這種方法可以保留正常的解剖結構和小陰唇外緣。

外陰色素沉著跟個體膚色差異、年齡增長、懷孕分娩前後荷爾蒙變化相關，和長期性行為的局部摩擦關係不大。化學藥物剝脫有導致外陰癌的風險，但這種對於乳頭、乳暈和外陰的美白技術還一直在很多醫美診所裡偷偷開展。目前唯一安全的治療方式是雷射治療，雷射可以破壞外陰皮膚中的黑色素，使外陰顏色變淺，有效期一般在半年左右。

第9章 男科整形

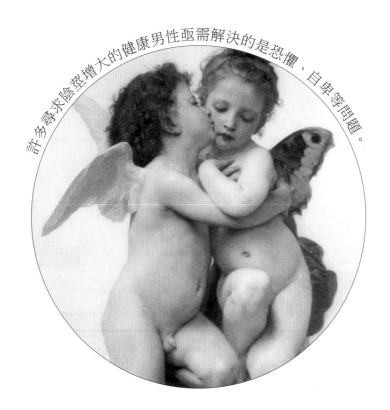

許多尋求陰莖增大的健康男性亟需解決的是恐懼、自卑等問題。

第1節 露出問題：包皮環切

包皮過長是指在勃起狀態下過長的包皮妨礙了龜頭的暴露。

在非勃起狀態，包皮都會長於陰莖。陰莖勃起之後，包皮通常會略微長於陰莖。天生萬物，也沒有說包皮的尺寸就需要和勃起的陰莖嚴絲合縫一樣長短。

實際上進入青春期開始探索自己身體奧秘的男孩子會發現，正是略微延長的包皮，才有利於勃起狀態下的陰莖來回摩擦。這樣看來，略微過長的包皮本來就是正常的生理現象。由於宗教和文化不同，東亞地區歷史上很少施行包皮切除術。如果個人衛生情況較差，龜頭處皮膚反覆感染會增加罹患陰莖癌的風險。這種情況最重要的是經常清洗身體、保持個人衛生，而不是必須手術。如果包皮過長並沒有嚴重到影響性生活，是否切除包皮則取決於患者自身的需求。

包皮環切手術（亦稱割包皮）成功的關鍵在於確定需要切除的皮膚長度、包皮繫帶的處理和徹底止血。切除皮膚不能過多，否則手術後包皮過短會導致患者陰莖不能完全勃起，因為牽引疼痛影響性生活，這比包皮過長還要糟糕。你可以想像，一雙大腳擠進小鞋裡走路是多麼難受的一件事情。

包皮環切術後包皮內板被部分切除，龜頭和冠狀溝等處原本稚嫩的皮膚暴露，長期接受外界摩擦刺激會讓這部位的皮膚角質化，逐漸增厚。可能帶來兩個結果：

1.龜頭敏感度降低：包皮切除術可以不同程度地降低龜頭敏感度，有一部分早洩患者能因此延長性交時間。其實這和戴保險套可以延長性生活時間是一樣的。現在很多商業醫療機構就以這種宣傳話術來吸引客戶，鼓勵男士通過延長性交時間來取悅女性，許多健康男性受此蠱惑，希望能增強男性魅力。至於性功能正常的包皮過長患者是否能因此改善性體驗，則因人而異。

2.愛滋病感染率降低：現代流行病學資料顯示，包皮環切術可以明顯降低人類免疫缺乏病毒（HIV）的感染率。隨機臨床試驗證明，男性包皮環切術能使男性感染HIV病毒性的機率減少60%。我在這裡先要列出一個危險的、容易引人誤入歧途的表格給大家看看。

表9.1HIV感染途徑與HIV感染率

HIV感染途徑	估計感染率
肛交被插入方	0.5%
肛交插入方	0.065%
經陰道性行為女方	0.1%
經陰道性行為男方	0.05%
口交接受者	0.01%
口交插入者	0.005%

　　上面是在網路平台流傳甚廣的一組資料，說明了不同的性行為方式對HIV感染率有很大影響。要注意，我們在研究時，不可能真的讓HIV病毒攜帶者去和健康人按照不同的方式進行性行為來得出這些資料，醫學倫理絕不允許出現這種研究方案。以上資料是根據已有的流行病學資料，在理想狀態下推導出的理論概率。

　　對同一篇文獻和同樣的資料，專業人士和大眾往往會得出不同的結論。我知道很多人在第一次看到這組資料之後獲得了極大的自我安慰，但讀者朋友們千萬不能誤以為感染率超低而心存僥倖。

　　實際生活中，性行為時間延長、生殖器皮膚破損感染都將大大提高感染率。在男男性行為中，經肛門被插入方感染率可達80%以上，插入方也可以達到30%。被插入方感染率遠高於插入方，是因為肛門直腸黏膜最容易破損。

　　包皮環切術主要保護的是插入方，切除過長的包皮之後，冠狀溝等處的皮膚增厚，可以減少性行為時摩擦導致的細小皮膚損傷，從而降低愛滋病的感染率，但其效果絕對比不上正確佩戴保險套。在發生危險性行為之後可在72小時內接受預防性投藥，但最好的預防措施還是避免不安全的性行為。

包莖

包莖是指包皮開口太小不能顯露龜頭。嬰幼兒的龜頭和包皮內板存在生理性粘連，這對稚嫩的組織有著保護作用，屬於正常生理現象。20世紀70和80年代出生的這一代人，現在已經長大為人父母，由於很多人在小時候沒能獲取正確的青春期生理衛生知識，所以對自己的孩子成長發育格外關注，常以為小孩有包莖現象需要手術治療，其實這些年輕的父母大可不必為此擔心。隨著青春期的發育，龜頭會自然顯露，如果青春期發育之後，孩子狹小的包皮口還不能翻開並顯露出龜頭，那就需要手術治療包莖。包莖的手術方案和包皮過長切除術幾乎是一樣的。

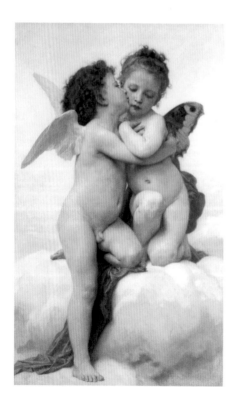

油畫《幼年愛神與塞姬》
作者：威廉・阿道夫・布格羅

幼兒的龜頭和包皮內板存在生理性粘連，對稚嫩的組織有著保護作用。隨著青春期發育，龜頭會自然顯露。如果這時狹小的包皮口還不能翻開顯露出龜頭，那就需要手術治療包莖。

陰莖彎曲

　　陰莖彎曲是另一個會對青少年產生嚴重心理困擾的疾病。

　　陰莖結構由3個條狀海綿體構成。中間是包覆尿道的尿道海綿體，兩邊為具有勃起功能的陰莖寶狀海綿體。前文已經說過，人體本來就不是絕對對稱的，所以兩根陰莖寶狀海綿體的長度有比較大的差異時，勃起狀態下的陰莖就會向一側方向彎曲。

　　有些人聲稱陰莖彎曲跟自慰時用左手或右手有關，這是不對的，也不要企圖把它調正。如果常看大量色情影片，發現男演員們不光會出現陰莖左右彎曲，甚至還有上下彎曲的情況，於是執拗地聲稱「彎刀比直劍更好使」，這也是沒有道理的。

　　不管怎樣，只要勃起時沒有疼痛，不妨礙性生活，陰莖彎曲是可以不用手術治療的。通常陰莖彎曲達30度以上才需要手術矯正。手術方法包括將包皮脫套至陰莖幹的底部、徹底鬆開陰莖周圍可能沾黏處、較傳統的Nesbit矯正法（切除部份白膜後加以縫合），以及在陰莖的背側白膜或腹側用線縫合。

第2節　尺寸問題：陰莖增大

　　陰莖增大是在所有男科疾病治療中都重點討論的項目。

　　坊間流傳鼻子大小和鞋碼大小能反映男子性器的大小。我後來才發現，女性私下也會討論很多「又黃又暴力」的問題，所以也不奇怪大鼻子的男人會引起女士們的竊竊私語。這些觀點當然屬於無稽之談，只能當作茶餘飯後的娛樂笑料，很多嚴謹的科學研究都表明了陰莖長度和身高之間並不存在正相關性。

　　性學專家認為，陰道開口和陰道前1/3是主要的神經感受器分布區域，所以略微短小的陰莖對性生活不會產生影響。一般認為，陰莖小於正常人平均值的2.5個標準差才符合陰莖短小（Micropenis）的診斷標準。所以根據大樣本統計資料，陰莖在疲軟狀態下完全拉長之後仍小於5-7公分，才屬於陰莖短小，而大部分男子都遠超這個標準。

　　很多尋求陰莖增大的健康男性亟須解決的是恐懼、自卑等問題，不過男性性器大小確實會對男女雙方都產生心理上的影響。

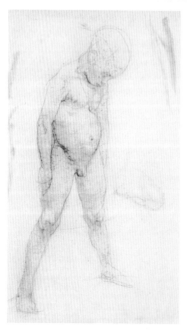

素描　作者：尼古拉・費欣

男人自己低頭看時，會由於視線角度問題而覺得自己「尺寸」太小，這是海明威給的解釋。許多青春期的孩子在成長過程中都會為此憂心忡忡甚至垂頭喪氣吧。

據統計，陰莖在疲軟狀態下完全拉長仍小於**5-7公分**，屬於陰莖短小，大部分男子都遠超這個標準。很多尋求陰莖增大的健康男性主要是為各種不良資訊所害，治療的根本是解決恐懼、自卑等問題。

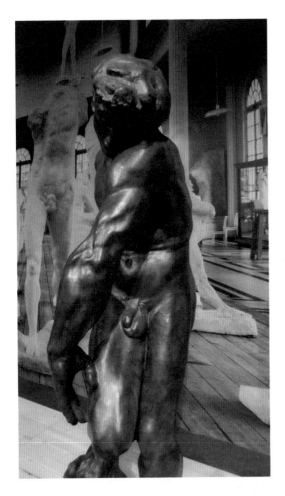

羅丹雕塑《亞當》　本書作者拍攝

「假如你有幸年輕時在巴黎待過，那麼不管你一生中後來去過哪裡，巴黎都與你在一起，因為巴黎是個流動的盛宴。」海明威這則名句來自其晚年出版的最後一本回憶散文集《流動的盛宴》。他在這本書裡回憶了在20世紀20年代的巴黎和他一起生活過的朋友們。

書裡有個著名的故事——薩爾達故意抱怨她先生，也就是著名作家費茲傑羅有「尺寸問題」，以此恐嚇他不要出去胡搞。憂心忡忡的費茲傑羅找到朋友海明威訴苦，於是海明威帶他去羅浮宮觀摩雕像來釋疑。

　　海明威的名著《流動的盛宴》裡面有個故事——在20世紀20年代的巴黎，海明威和同為作家的朋友費茲傑羅還都是窮小子，費茲傑羅經常被妻子薩爾達埋怨，說他有「尺寸問題」。

　　薩爾達就是電影《大亨小傳》裡面女主角黛西的原型。薩爾達這樣說話的本意是想以此來防範她先生費茲傑羅出去胡搞。憂心忡忡的費茲傑羅找到海明威訴苦，於是海明威帶他去羅浮宮觀摩雕像，並且告訴他，男人自己低頭看時會覺得「尺寸」太小，這是視線角度問題，海明威給出這樣的解釋。

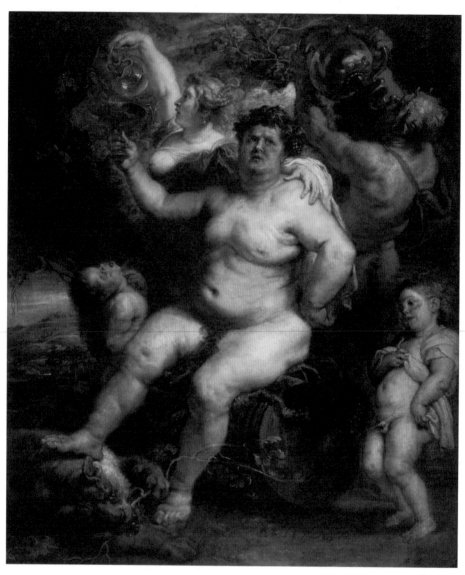

油畫《酒神巴克斯》　作者：彼得·保羅·魯本斯

肥胖中年男人的一個問題是排尿時低頭看不見自己的陰莖。下腹部的脂肪會把肥胖者的陰莖包埋起來，更加嚴重的問題在於，病態的肥胖會影響內分泌系統，導致損害男性性功能。

在許多傳奇小說裡，為陰莖短小者提供的外科方案都是縫合嫁接驢鞭或狗鞭，這當然是不可能實現的。現代泌尿外科治療陰莖短小最簡單的手術方案是釋放陰莖的懸韌帶，把埋藏在下腹壁內的陰莖牽引出來，以達到延長陰莖的目的，一般能延長1-3公分。不要對這樣的結果感到不滿意，因為對於真正的陰莖短小患者來說，能夠在非勃起狀態下延長2公分已經是不錯的治療效果了。

　　肥胖的中年男性低頭排尿時難以看見自己的陰莖，是因為下腹部的脂肪把一部分陰莖包埋起來了。在我老家鄉下有一句粗鄙的俗話，認為「幹精瘦猴」的男人會有雄偉的性器，說的就是這個意思。所以這種陰莖增長手術對下腹肥胖之人特別有效，釋放陰莖懸韌帶可以聯合下腹部抽脂一起進行。

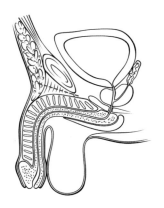

陰莖增長手術示意圖　插圖作者：李一琳

現代泌尿外科治療陰莖短小最簡單的手術方案是釋放陰莖懸韌帶。如圖所示，把懸韌帶切斷（圖中藍色虛線），將埋藏在下腹壁內的陰莖牽引出來，達到延長陰莖的目的，一般能延長1-3公分。這種陰莖增長術對下腹部肥胖之人特別有效，釋放陰莖懸韌帶可以聯合下腹部抽脂一起進行。

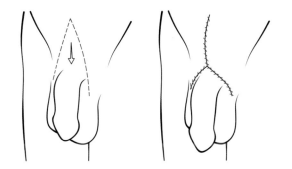

**陰莖增長手術切口示意圖
插圖作者：李一琳**

釋放陰莖懸韌帶的手術切口設計。這是V─Y皮瓣術式。如左圖所示，先做V切口，將陰莖向外牽引後再做Y形縫合，縫合效果如右圖所示。

陰莖增粗手術通常是在白膜和陰莖深筋膜之間放置填充物，這種手術一般可以使陰莖周徑增加2-4公分。有些手術經驗不夠豐富的醫師為了避免併發症，會把填充物放置在比較淺的層面，比如陰莖深筋膜和淺筋膜之間。總體來說，填充層次越深，對手術技巧要求就越高。

填充物可以是自體脂肪，也可以是自體真皮或者同種異體真皮。同種異體真皮是指把來自他人的皮膚進行去細胞化處理後，保留下細胞基質的人工真皮，這種基質幾乎不會引起免疫排斥。醫療市場上已有作為獨立包裝商品售賣的同種異體真皮。

有一些男性會在刺青紋身店裡接受治療，通過在陰莖真皮層下放置一些鋼珠來增強性刺激，其專業術語叫作「入珠」。我也在某些男患者身上見過同樣的東西。

藥物治療無效的器質性勃起功能障礙患者，可以接受假體植入。最早的陰莖假體採用的是肋軟骨，現在一般使用充水膨脹型假體。這種假體帶有儲水囊，啟動之後液體泵入假體，促使陰莖勃起完成性行為。未來，這種儲水囊的開關可以和智慧手機無線連接，只需要點觸一下手機螢幕，患者就可以完成勃起。美國整形外科學會近期建議自體脂肪止植入皮下，如果為了有利脂肪均勻分布而採取多層次注射，則建議超音波指引較為安全。

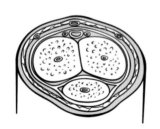

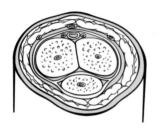

陰莖增粗手術示意圖　插圖作者：李一琳

陰莖海綿體外面覆蓋白膜、深筋膜、淺筋膜。陰莖增粗手術通常在白膜和陰莖深筋膜或者陰莖深筋膜和淺筋膜之間放置填充物（右圖白色條狀物為填充物）。總體來說，填充層次深，手術效果較好，但是對手術技巧要求也更高一些。

因外傷等導致的陰莖缺損，可以切取自身的皮瓣進行再造手術。這種帶血管蒂的游離皮瓣一般都是先在背部設計好後連同皮膚和肌肉一起切取，保留血管，圍卷縫合而成。保留的血管蒂縫合之後可以供血，有利於術後的皮瓣移植存活率。

目前的修復再造手術只能解決形態學方面的問題，對於局部的感覺功能修復還不能達到理想的狀態。不過對於男性來說，雖然生殖器是最主要的性感受器，但全身其他性敏感地帶的皮膚也具有性喚起的作用，最終獲得性高潮體驗是發生在大腦內的事情。

作家阿城先生在雜文《愛情與化學》中說，有些老太監回憶自己其實也是有一些邊緣性生活的，「咱們也能有那麼回事兒」。

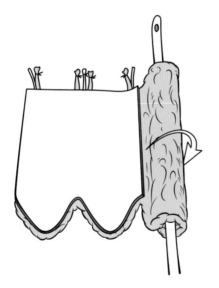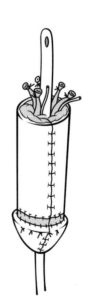

人工陰莖再造手術示意圖　插圖作者：李一琳

第 10 章　皮膚毛髮整形

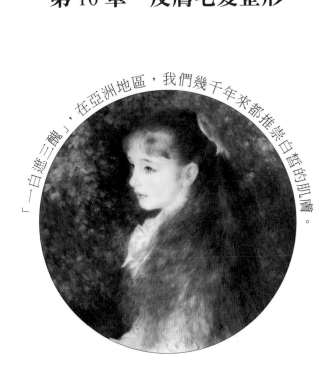

「一白遮三醜」，在亞洲地區，我們幾千年來都推崇白皙的肌膚。

第 1 節　演化痕跡：腋臭治療

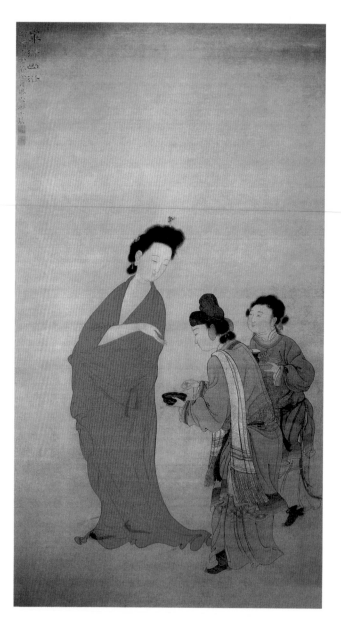

設色畫《華清出浴圖》
作者：【清】康濤

「侍兒扶起嬌無力」，貴
妃出浴是中國畫的傳統主
題。中國人認為古代的四
大美人各有缺陷，楊玉環
「溫泉水滑洗凝脂」，被
認為有輕微狐臭，而來自
西域的香香公主則傳說體
有異香──其實都是汗液
分泌帶來的體味。

中國人認為古代的四大美人各有缺陷。楊玉環「溫泉水滑洗凝脂」，被認為是因為有輕微的狐臭才需要常常沐浴，而來自西域的香香公主則傳說體有異香——這些其實都是汗液分泌帶來的體味。

不同人對同一種味道的反應可能會大不一樣。香水過於濃烈，聞起來就可能是刺鼻的惡味。情侶對彼此的體味極其敏感，有人做過實驗，把情侶穿過的汗衫混在一堆別人穿過的衣物中，雙方就像圈佔領地的獵犬一樣，憑藉氣味就能辨識出衣服的主人。

從昆蟲到獵犬，有些動物能夠分泌費洛蒙，這種化學物質可以在群體中起到傳遞資訊的作用，進而調節動物的生理和行為。

人類只會隱秘地受到外激素的影響。鼻腔內的嗅覺感受器連接第一對腦神經——嗅神經，直達中樞神經系統內的海馬迴。海馬迴和儲存長期記憶有關，這是最原始古老的腦迴路。所以嗅覺可以喚起我們久遠的記憶，產生一系列情緒反應。

如果一個人分泌的汗液中所含酯類正好符合另一個人的喜好，那種若有若無的氣息就像是直接在大腦裡繚繞。這是一種很難捉摸的氣味，只能用奶香來勉強比擬。比茶，比酒，比香菸和咖啡還要讓人著迷。所以我相信香香公主的故事是真的。

希望每一個人都能夠對上另一半的基因密碼，遇到氣味相投的人。那是一種渾身散發著甜膩迷香，沁人心脾的感覺。

很多人接觸過西方人後，才發現原來西方人的體味可以如此濃烈，除了沐浴之外，還必須使用抑菌劑、抑汗劑和大量香水來掩蓋體味。而大家都表示，香水味混合了濃重的汗味更讓人產生嚴重不適感。「狐臭」或為「胡臭」訛誤而來，因為東方民族體味較輕，而在歐洲、非洲、中東等地，當地種族的人體味較重。

在中國人當中，腋臭症發生率只有4%至8%。我們視為異類的，在別處卻屬常態。這是因為遠古智人在走出非洲、向東亞遷徙的過程中有一個決定濃烈體味的基因發生了突變，它位於人體16號染色體短臂12區1帶ABCC11基因538位點，屬於顯性遺傳。有GG、GA和AA三種表現型，很多歐洲人和非洲人是GG或者GA基因型，而東亞人大部分是AA基因型。

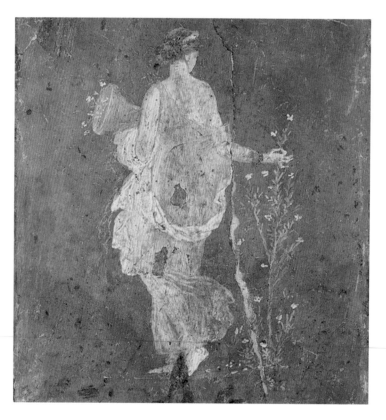

龐貝遺址壁畫《花神芙羅拉》 本書作者拍攝

「嗅覺是無所不能的魔法師，能送我們越過幾千里，穿過所有往日的時光。果實的芳香使我們飄回南方故里，重度孩提時光在桃子園中的歡樂時光。其他的氣味，瞬息即逝又難於捕捉，卻使我們的心房快樂地膨脹，或是因憶起的悲傷而收縮。正當我們想到各種氣味時，我們的鼻子也充滿了各色香氣，喚起了對逝去夏日和遠方秋收田野的甜蜜回憶。」——海倫‧凱勒

　　這個基因用於編碼ATP（三磷酸腺苷）外排泵，導致大汗腺排出類固醇增加。大汗腺主要分布在腋下，通過頂漿分泌的形式排放大量支鏈不飽和脂肪酸和硫化的類固醇。加上大量汗液，促使細菌大量繁殖分解，因此異味惡劣。

　　以前許多地方的人們對狐臭患者有著嚴重的歧視。因為會遺傳，所以在論及婚嫁之時，男方家中的女性長輩甚至會與女孩同住，來辨別女孩是否有狐臭。許多女孩因此極度煩惱自卑，儘管市面上有各種止汗劑和制臭劑，但是對於嚴重的腋臭症還是需要手術治療。

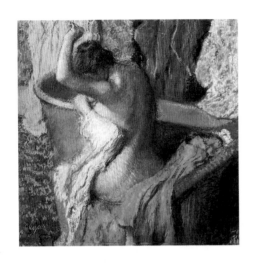

油畫《坐著擦身的沐浴者》
作者：德加

會陰和腋下是體味最濃烈的部位，西方人體味遠甚於東亞人，所以歐美人士普遍使用止汗劑、制臭劑和大量香水來掩蓋體味。

濃烈體味的遺傳屬於顯性遺傳，而遠古智人在走出非洲、向東亞遷徙的過程中，這個基因發生了突變，因此中國人當中腋臭症發生率只有4%至8%。

　　腋臭治療手術的反轉剪除法是個考驗耐心的體力活。因為大汗腺主要分布於皮下脂肪層淺層至真皮下交界處，所以需要在腋下做長約1寸（大約3公分）的切口直達真皮層，然後翻轉皮瓣，修剪真皮層面的汗腺組織和脂肪，需要小心避免損傷真皮下血管網。在周圍數寸之間，手術醫師需要使用眼科小剪刀把汗腺全部仔細剪除，然後再重新縫合皮膚。手術之後在腋下緊密包紮，讓掏空的皮膚緊貼皮下組織重新生長癒合。如果止血不徹底，留下一塊血腫，此處的皮膚就不能貼合組織生長，有壞死的風險。

　　除此之外，還有各種微創治療方案，比如皮下組織刮除法和吸引法，以及肉毒桿菌素。肉毒桿菌素的機轉在作用於神經肌肉突觸，阻止乙醯膽鹼釋放，抑制汗腺分泌汗液。為了達到更佳的治療效果，手術和注射聯合治療是一個較好選擇。

皮膚附屬器解剖結構示意圖插圖
作者：李一琳

皮膚的附屬器官包括毛髮、皮脂腺、汗腺和大汗腺。大汗腺（圖右青灰色團狀）主要分布在腋下、會陰等皮膚處，在毛囊根處開口，通過頂漿分泌的形式排放大量支鏈不飽和脂肪酸和硫化類固醇。在潮濕溫暖的身體局部，細菌大量繁殖分解，因此氣味惡劣。

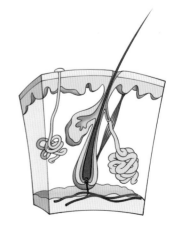

第2節　皮毛相依：落髮與除毛

落髮

　　雄性基因禿，也被稱作雄性禿，是男性最常見的落髮原因，表現為從前額開始，髮際線逐漸後移。而女性落髮一般呈瀰漫性。

　　有人開玩笑說雄性禿患者因為雄性荷爾蒙分泌過多，反而陽剛威猛。這是不對的。雄性禿並不代表患者體內雄性荷爾蒙睪固酮水平比常人更高，而是因為其毛囊記憶體在過於敏感的受體。雄性荷爾蒙在體內轉化為二氫睪固酮（DHT），二氫睪固酮會作用於毛囊內的敏感受體，導致毛囊萎縮。最初用於治療良性前列腺肥大症的非那雄胺（Finasteride，柔沛的主成分），也可以用於治療雄性禿。其藥物治療原理就是抑制還原酶，減少二氫睪固酮對毛囊的破壞。

　　落髮並不意味著雄風不振，但是確實會給人衰老的外貌形象。有一次坐計程車，開車的小哥知道我是醫師之後，跟我抱怨了一路他因為落髮導致相親失敗的苦惱。

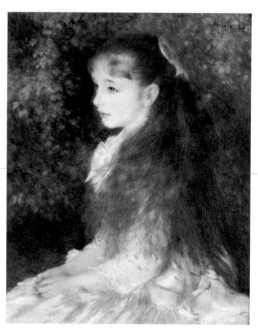

油畫《小艾琳》
作者：皮耶・奧古斯特・雷諾瓦

這幅著名油畫又名《亞麻色長髮的少女》。上翹的鼻尖和碧藍的瞳孔顯出小愛琳的俏麗與憂傷，最引人注目的是那一頭蓬鬆的亞麻色長髮。

植髮是重新分配患者現有的頭髮，頭髮總量並不因種植手術而增加。

最早期的植髮，是把一塊長有頭髮的皮膚切下，然後把皮膚連同頭髮一起進行移植。這種方法由於手術創面太大已經被淘汰。現在通行的技術都是顯微移植。

後腦勺是一塊非落髮區，可以在枕後部位橫向取下頭髮皮瓣，將頭髮分離為單一的毛囊單位。一個毛髮簇一般由3根頭髮組成，作為一個毛囊單位進行移植。如果把一大簇頭髮作為一個毛囊單位，比如20至60根頭髮作為一簇，移植之後的頭髮就會呈團狀分布，外觀非常不自然。

分離好毛囊之後，就可以在需要移植的地方，比如前額和頭頂等部位，切開頭皮形成縫隙，將製備好的毛囊單位植入，那感覺很像在插秧。

一次手術通常會移植1500至2000個毛囊單位。插入毛髮的時候應該區分毛髮的方向，比如前額區域應向前，枕部應向後，頂部應呈螺旋狀排列。如果對效果不滿意，則可以分1-4次完成。毛囊在移植後會進入休眠期，移植的毛囊在術後3-4個月才會重新進入生長期，所以

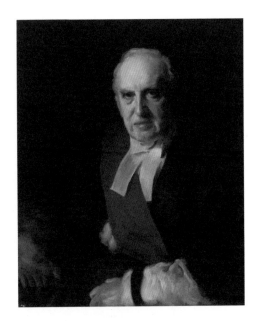

油畫《基洛文的拉塞爾男爵》
作者：約翰・辛格・薩金特

雄性禿是男性最常見的落髮類型。雄性禿並不代表患者體內雄性荷爾蒙睪固酮水平比常人高，而是因為其毛囊記憶體在過於敏感的受體。所以開玩笑說雄性禿患者因為雄性荷爾蒙分泌過多反而陽剛威猛，這種說法是不對的。雄性荷爾蒙會在體內轉化為二氫睪固酮（DHT），二氫睪固酮會作用於毛囊內的敏感受體，導致毛囊萎縮。像圖中男爵這樣，從前額開始，髮際線逐漸後移。

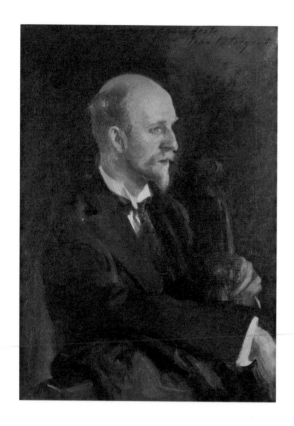

油畫《老年男性肖像》
作者：約翰・辛格・薩金特

一般男性落髮都像圖中這位小提琴手一樣，後腦勺是非落髮區域。手術植髮時，可以在頭枕後部位橫向取下頭髮皮瓣，分離為單一毛囊單位。在需要移植的地方，比如前額和頭頂等部位，切開頭皮形成縫隙，將製備好的毛囊單位植入。

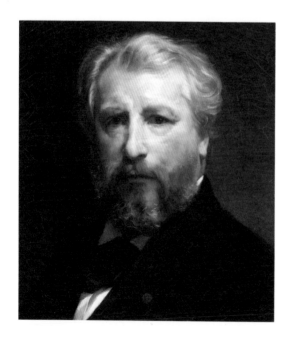

油畫《自畫像》
作者：威廉・阿道夫・布格羅

在布格羅的自畫像中，我們可以清晰地看到髮際線的分布。自然的髮際線不是直線，而是不規則的曲線，由稀疏向茂密逐漸過渡。

手術效果如何，要過幾個月才能看見。

髮際線的設計是形成自然效果的關鍵。自然的髮際線不是直線，而是不規則的曲線，由稀疏向茂密逐漸過渡。髮際線在頭髮額顳交界處向上升高，就是「三七分」的位置，此處髮際線形成的銳角應該保留。

圓禿是一種特殊的落髮形式。原本頭髮茂密的青壯年可能因為精神壓力過大、焦慮而突然出現一小塊禿髮，一般呈硬幣大小。因此，如果有人一覺醒來出現圓禿，人們會把這種情況叫作「鬼剃頭」，真是具象。

京劇《文昭關》裡面，伍子胥有一段唱詞：

俺伍員好一比喪家犬，
滿腹含冤對誰言？
我好比哀哀長空雁，
我好比龍遊在淺沙灘，
我好比魚兒吞了鉤線，
我好比波浪中失舵的舟船。
思來想去我的肝腸斷，
今夜晚怎能夠盼到明天。

從楚國逃出的伍子胥發現昭關前掛有畫像，自己被通緝追拿。因為過不了昭關，伍子胥一夜愁白了頭髮，終於得以順利過關。一夜白頭的故事，我想在現實生活中一定發生過。誰沒有經歷過悲慟抑鬱，在深夜失聲痛哭過呢？

除毛

人類在進化的過程中保留了會陰和腋下的體毛，這些體毛有利於減少這些部位的皮膚摩擦。

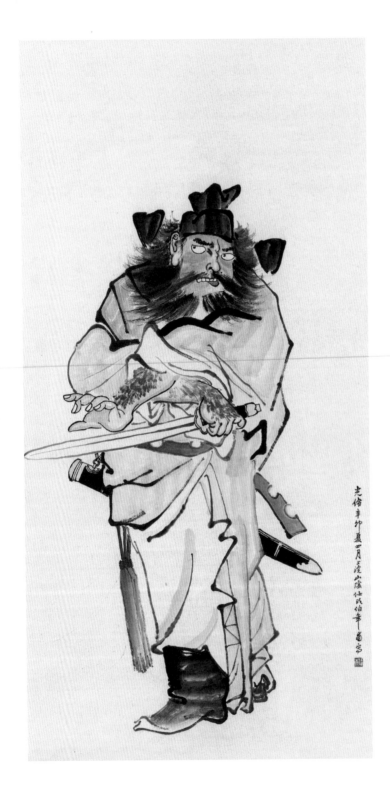

忠倫辛卯夏四月上澣山陰任伯年畫宝

在歐美地區，包括男性在內，不少人都有處理腋毛和陰毛的習慣。而在中國大陸，至少在三四十年前沒有普遍流行剃除腋毛。因此嚴肅認真的導演在拍攝民國時期的電影時，會要求女演員保留腋毛。

現在的女孩子會覺得在夏天露出腋毛不甚雅觀。剃除腿毛和腋毛的女性較多，而陰毛一般不會特別處理，否則在公共浴室露出身體時，會覺得太尷尬了。

脫毛膏含有的化學物質可以讓毛髮軟化，使其可以被輕易刮除。脫毛膏和蜜蠟除毛一樣，都只能去除毛髮，並不能破壞毛囊，所以不能達到永久脫毛的效果。

雷射除毛利用了雷射選擇性光熱作用原理。毛囊黑色素細胞吸收800奈米波長的雷射，毛囊因此被破壞。雷射治療對毛髮生長週期中的生長期毛髮效果好，對休止期的毛髮則不敏感。而在同一時期內，人體有大約10%的毛髮處於休止期，所以一般要做3-4次雷射治療才可以達到永久除毛的效果。冰點雷射除毛是在破壞毛囊的同時控制熱反應，以此減少疼痛和雷射對皮膚可能產生的灼傷。

設色水墨畫《鍾進士像》
作者：任伯年

任伯年是海上畫派的代表人物。據傳他為了畫鍾馗捉鬼，長年觀摩市場裡屠夫的動作，他的鍾進士像可謂一絕。在中國傳統書法和繪畫藝術中，很早就發展出了審醜的高級藝術趣味。相傳鍾馗本是進士，參加殿試時卻因為相貌醜陋未被錄中，死後成了捉鬼的神仙。畫中滿面虬髯的鍾進士孔武有力，他臂膊上的濃密毛髮可以使用雷射去除。如果是女性體毛太過茂盛，通常和雄性荷爾蒙分泌有關。

第 3 節　撫平創傷：疤痕治療

據估計，人的一生大約有三千次不同程度的皮膚損傷。皮膚軟組織癒合的過程包括發炎期、增生期、成熟期與重塑期四個階段。

第一階段發炎期，創面內有大量血小板和白血球浸潤，其目的是快速止血，控制感染。

第二階段增生期，纖維母細胞替代了促發炎的細胞激素炎性細胞，細胞外基質合成分泌纖維組織，膠原沉積。

第三和四階段進入成熟重塑期，非成熟的疤痕內有大量微血管網，呈現紅色。局部色素可能減退，也可能由於色素沉澱導致顏色變得更深。整個過程可以持續數月到數年。

疤痕形成是人體對創傷的自然反應，可以在極短時間內封閉傷口，保持清潔無菌，但同時也付出了代價。疤痕組織內主要是紊亂排列的膠原蛋白，失去了包括毛囊和汗腺在內的正常皮膚附屬器官。由於皮膚不能分泌汗液，大面積燒傷的患者失去散熱功能，每到夏天都會非常難受。

各種除疤膏的主要成分都是矽膠，治療效果非常有限，尤其是對已經形成的疤痕，外用藥膏很難改變疤痕外觀。因此，應該在疤痕形成之初就開始干預，對傷口進行加壓包紮，局部的壓力可以使組織缺血缺氧，從而抑制膠原合成。除此之外，也可以疤痕內注射類固醇藥物，甚至進行局部放設線治療，這些都是傳統的治療手段。最近幾年，整形外科醫師通過注射肉毒桿菌素以及移植患者自體脂肪細胞來改善疤痕，這些都是在抑制纖維母細胞增生方面做出的嘗試。

疤痕形成的因素

手術傷口可以分為一、二、三類傷口。一類傷口指傷口處經過嚴格消毒，滿足　無菌條件，術野（手術時視力所及的範圍）清潔沒有污染；三類傷口指傷口為開放的創面甚至本身就有感染，術野已經被污染。二類傷口的狀態處於一

類和三類傷口之間。

　　傷口癒合可以分為甲、乙、丙級癒合。甲級癒合良好；乙級癒合欠佳，癒合處有炎症反應如紅腫，但未化膿；丙級指傷口有化膿感染。如果手術傷口癒合良好，往往只會留下一條線性的小疤痕，經過一段時間後顏色淡化，幾乎不會被辨認出來。如果傷口癒合不佳，則會有疤痕組織形成甚至出現增生。

　　全身各部位的手術傷口癒合時間，通常由該部位的血液供給是否豐富決定。在數千年時間裡，人類透過長期的外科實際操作，摸索總結出身體各部位的癒合時間。在血供豐富的顏面部傷口，拆線時間通常為4-5天，會陰部為6-7天；而四肢血供較差，要10-12天才能癒合。有時外科醫師為了預防疤痕增生，可以提前拆線或者間斷拆線。如果拆線太晚，針腳處縫線下面就可以看見明顯的疤痕，像一段細密的蜈蚣腳。

　　傷口是外科醫師的一張「名片」，患者並不能看見手術是如何在腹腔裡面操作的，只能在拆線時看看傷口長得怎麼樣。不過對於一台常規的腹部外科手術來說，等到手術即將結束，開始關腹的時候，術者通常已經摘下手套下台了。從縫合腹膜、肌肉到皮下縫合，都是第一助手、第二助手來完成的。到了縫皮的時候，辛苦半天的實習醫師終於撈到機會，迫不及待地上手縫一兩針。不過只有在整形手術中，術者才會對皮膚縫合那麼在意。

　　術後傷口癒合情況和術前傷口是否被污染密切相關。有些女孩去美容美甲店打耳洞，由於沒有做好無菌準備，之後會在耳洞處出現疤痕，且疤痕會隨著時間的推移越來越大，最後形成蟹足腫，只能手術切除。這些女孩以為自己是因為有蟹足腫體質，實際上可能是不同病理診斷的增生性疤痕。

　　除了感染之外，張力也是影響疤痕形成的重要因素。無張力縫合技術在整形外科尤為重要。一個好的縫合，應該在完成皮下縫合之後，皮膚就已經基本對合整齊，這樣縫皮膚的時候就沒有太大張力，不光有利於癒合，傷口疤痕也會更加整齊細小。

　　維也納解剖學教授卡爾‧朗格（Karl Langer）曾在1861年通過解剖大量屍體發現，臉部皮膚存在張力鬆弛線，這些線條被命名為「朗格線」。沿著皮膚張力線設計傷口，可以減少傷口張力，同時讓疤痕隱蔽於皮膚紋路之中。這種傷

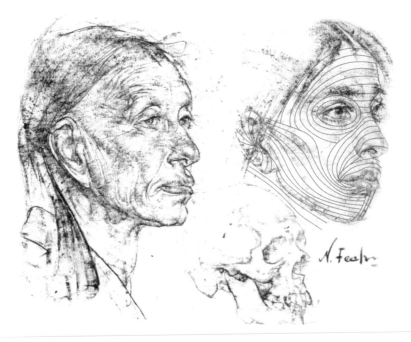

臉部張力鬆弛線　原圖作者：尼古拉‧費欣　李一琳製作
圖中藍色線條顯示了人臉部的張力鬆弛線。

口設計方案已經成為臉部手術的基礎。

　　增生性疤痕和蟹足腫為人類所獨有。增生性疤痕被定義為不超出原始創面界限的過度生長的疤痕，繼發於創面過度拉伸，比如四肢關節創面。增生性疤痕大多數具有自限性，經過數年時間，顏色可以逐漸消退，萎縮至正常高度。

　　蟹足腫的生長會超過原始的創面邊緣，是一種緩慢生長的良性皮膚腫瘤，完全切除之後復發率很高。由於纖維母細胞被持續啟動，膠原蛋白沉積體積也會不斷增大。蟹足腫屬於體染色體顯性遺傳，其發生率和膚色相關。高加索人中蟹足腫發生率小於1%，而非洲人可高達4%-16%，東亞人的發生率居於兩者之

間，而白化病患者中幾乎沒有蟹足腫的病例報導。

表10.1疤痕分類

疤痕分類	病程	形態
成熟的疤痕	緩慢收縮	淺色，平坦
不成熟的疤痕	成長為成熟疤痕	紅色，微隆
線性增生性疤痕	自限 數年	紅色，隆起
廣泛增生性疤痕	自限 數年	廣泛紅色隆起，局限於邊界內
輕度蟹足腫	持續 復發	局限性隆起，向正常組織擴展
嚴重蟹足腫	持續 復發	隆起超過0.5釐米，向正常組織擴展，持續多年

燒燙傷疤痕手術治療

燒燙傷根據嚴重程度可以分為一度、二度（淺二、深二）、三度及四度。一度損傷表皮，淺二度損傷到達真皮表層，這兩者都不會留下疤痕。深二度到達真皮乳頭層，三度會損傷全層皮膚，四度則傷及皮下組織、肌肉甚至骨骼。三、四度燒傷不僅疤痕嚴重，最重要的是可能導致局部肌肉關節畸形，造成功能上的障礙。

這種功能受限與疤痕攣縮有關。一個長條形的疤痕會沿著這個長條的軸向收縮，牽引周圍組織出現更大的畸形。如果疤痕鄰近關節，皮膚肌肉的攣縮就可能導致活動受限，因此對於疤痕的手術治療，首先要解除攣縮，讓收縮力分散，這叫作局部組織的重排技術。

學習手術的設計和操作需要對幾何學有一定的理解。我剛剛進入這個領域的時候，這些術式設計讓我特別著迷。Z型成形術是最基礎、最古老的術式，至少可以追溯到19世紀30年代，可以打斷原本的直線疤痕，實現組織移位元，消除蹼狀組織。Z型成形術的皮瓣夾角決定了延長度，一般兩個皮瓣取60°夾角，可以在延長度和側向張力之間達到平衡。

所謂Limberg四瓣Z型成形術（Limberg flap），是通過4個連續的Z型皮瓣調整成重排皮膚組織。W成形術是另一種鬆開疤痕的非規則化技術，特別適用於鬆開

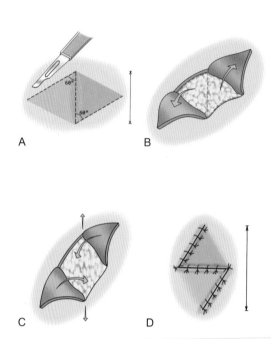

A   B

C   D

Z型成形術　插圖作者：李一琳

Z型成形術是疤痕鬆解最基礎、最古老的術式，至少可以追溯到19世紀30年代。學習手術的設計和操作需要對幾何學有一定的理解。Z型成形術可以打斷直線疤痕（圖A中深粉色豎條狀為疤痕組織），實現組織移位元，消除蹼狀組織。皮瓣夾角決定了延長度，一般兩個皮瓣取60°夾角，在延長度和側向張力之間達到平衡。如圖，將一個豎直方向的疤痕通過Z型成形術解開，調整皮瓣後重新縫合，改變了受力方向並延長了組織。

長條形的疤痕組織。

　　這些手術設計都通過延長手術傷口來減少皮膚張力。而對於大面積的皮膚軟組織損傷，這些術式還不能滿足需求，需要更多的皮膚進行修補，這就要用到皮膚軟組織擴張技術。方法是在皮下埋置組織擴張器（水球），通過注入生理食鹽水來調整水球大小，促使皮膚生長。這種水球根據手術部位可以被埋置在軀幹，也可能埋置在頭部。

　　中國醫學科學院整形外科醫院坐落在北京西五環八大處風景區附近。有時候遊客晚間出入醫院附近的酒店，可能會被「頭頂大包」的患者嚇一大跳。由於患者在頭部皮下埋置了水球，夜裡遠遠看去像是長了犄角，而附近的居民對此已經見怪不怪了。

疤痕雷射治療

　　青少年的臉部毛囊皮脂腺感染會形成痤瘡，這種皮膚損傷可以表現為丘疹、膿皰和結節。癒合之後形成萎縮性疤痕，叫作痘疤凹洞（凹疤）。由於分布在臉部，面積又較大，所以凹疤的治療方法以雷射為主。

　　根據作用於皮膚之後是否保留角質層，雷射可以分為汽化型和非汽化型兩

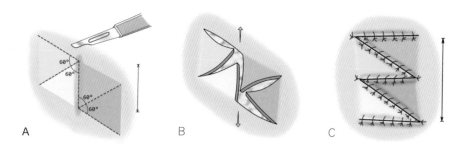

A   B   C

四瓣Z型成形術(double Z)　插圖作者：李一琳

Limberg四瓣Z型成形術通過4個連續的Z型皮瓣來調整重排皮膚組織。如圖所示，將豎直方向的疤痕鬆開（圖A中深粉色豎條狀為疤痕組織），重新縫合之後改變了張力方向。

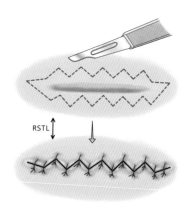

W成形術　　插圖作者：李一琳

W成形術是一種鬆開疤痕的非規則化技術，特別適用於鬆開長條形的疤痕組織（上圖深粉色橫行條狀為疤痕組織），這種手術可以防止疤痕牽引周圍的組織與關節，避免出現畸形和功能障礙。如圖所示，長條形的疤痕被切除之後，對周邊的皮膚組織施以鋸齒狀的不規則縫合可以減少張力。

種。治療凹疤需要使用可以讓角質層汽化的雷射，比如超脈衝CO2飛梭雷射。

　　超脈衝CO2飛梭雷射的作用深度可以達到1300微米，此雷射直接破壞受損的纖維組織，加快真皮層纖維細胞增生，促進膠原合成。

　　「點陣」的意思是雷射可以產生選擇性光熱作用，其作用區域叫作微熱區。雷射光束形成的光斑，其大小和形狀可以調節。和傳統「剝離性」雷射治療相比，點陣雷射光束更細小，直徑可以控制在400微米以內，因此形成的損傷病灶之間還能夠存留正常皮膚，這可以讓表皮在24 - 48小時內再生，實現無創癒合。

　　雷射治療後需要小心色素沉澱，應該進行專業的防曬與保濕，防曬係數（SPF）應達到30。一個人不使用任何防曬產品並直接暴露在陽光下，假如20分鐘的日曬就會讓他皮膚發紅，那麼塗上SPF30的防曬乳可以把這個時間延長30倍，也就是600分鐘。

第 4 節　去除多餘：皮膚腫瘤

皮脂腺囊腫

皮脂腺囊腫（俗稱粉瘤）是極其常見的良性腫瘤。毛囊和皮脂腺發炎的時候，局部皮膚會出現紅腫熱痛，這是典型的感染表現。等到炎症消退，分泌的皮脂堵塞排泌的管道，囊腫就形成了。

囊腫略微突出皮膚，顏色更深，觸摸的時候帶有一點波動感。皮膚中間會有一個針尖大小的黑色凹口，那就是堵塞的皮脂腺排泌管道。

由於毛囊炎感染消退之後局部症狀緩解，大多數患者都不會在第一次感染後就來做手術。感染一次次復發，每次炎症之後囊腫都長大一點，患者最後都是因為囊腫越長越大，影響外觀，才來尋求外科治療。

這種手術的技巧在於切開皮膚之後輕柔完整地剝離囊壁，否則殘留的囊壁會導致復發。如果術中不小心撕破囊腫，壞死的液體和乾酪樣的皮脂不小心飛濺在口罩上，那種惡臭常會給手術醫師留下深刻的印象。

脂肪瘤

脂肪瘤是一種因脂肪細胞聚集成團而形成的良性腫瘤。脂肪瘤觸感柔軟，切開皮膚之後不需要刀剪做銳器解剖，只用止血鉗就可以完成銳性分離，甚至用手指就可以把半透明的黃色脂肪團輕輕掏出來。

色素痣

色素痣來源於黑色素細胞聚集增生。可以選擇冰凍或者電燒的方式祛痣，人們一般稱其為「點痣」，但是這種方法會在皮膚上留下一個小坑。如果患者特別愛美，或者痣比較大，還是建議選擇手術切除。

手足等處的色素痣由於經受到摩擦，有可能病變，一般都建議切除。

有許多人相信臉部不同部位的色素痣預示著運氣，因此對於臉部哪裡的色素痣需要切除、哪裡需要保留，患者有很大的發言權，不同患者有不同的講究。

有一部分患者來整形外科就診，不僅是為了變美，也是因為相信改變身體的一些特徵可以去掉晦氣或者帶來福報，不光是祛痣，還有填充太陽穴、顴骨內推等。這是最近幾年整形醫美市場發展中的一個特殊需求。

雖然有些整形外科醫師對此感到荒謬，可是患者到底有沒有改變自身外形的權利呢？答案似乎不言而喻。但是我們進一步分析，如果患者的手術要求損害到自身的健康，整形醫師明知道某項改變患者形態的治療會產生危害，那醫師還能不能接受這種治療要求呢？這是醫學倫理需要面對的新挑戰。

太田母斑

小時候讀《水滸傳》，書裡描寫青面獸楊志「面皮上老大一搭青記，腮邊微露些少赤須」。根據書中描述推測，楊志的青面很可能就是太田母斑。太田母斑由日本學者於1938年命名，好發於東亞人，常見於額部和眼周，一般是單側出現。

太田母斑由皮膚黑色素細胞增生引起，通常不會影響健康，只影響外觀。由於面積較大，太田母斑不適合直接手術切除，雷射治療是最佳的選擇。紅寶石雷射治療可以顯著減退色素沉澱，之後再聯合磨皮或者皮下剝離治療。

基底細胞癌（惡性）

基底細胞癌源於表皮基底細胞，是最常見的皮膚癌。基底細胞癌很少轉移，可以向周邊和深處浸潤發展，因此早期基底細胞癌切除之後預後良好。基底細胞癌多見於老年人的臉部，跟長期的日照有關。

大約十年前，我父親右側太陽穴的位置長了一顆暗褐色痣，這顆痣逐漸長大，其表面也變得粗糙。我一直建議他去手術切除，可很多老年人對疾病的態度就是既擔心又聽之任之。後來，這顆痣長到一圓硬幣的大小，由於面積較大，已經不能直接切除縫合，最後採用旋轉皮瓣移植的方式完成了手術。病理結果顯示，父親患的正是基底細胞癌。為了不增添他的心理負擔，醫師只說是一個色素痣，切除之後預後良好。我一直感謝給我父親做手術的醫師。

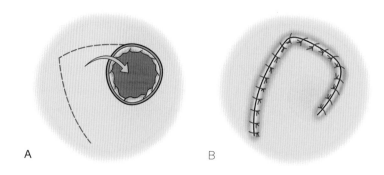

A B

旋轉皮瓣示意圖　插圖作者：李一琳

皮瓣除了包含全層皮膚之外，還包括皮下脂肪組織，含有肌肉的皮瓣就叫作肌皮瓣。表皮移植則只含有皮膚或皮膚的一部分。皮瓣自身帶有血液供應，連接血供的這一部分稱作皮瓣血管，是保證皮瓣存活的關鍵。

如圖所示，將病損部位切除之後，按照術前設計，將周圍皮瓣與皮下組織剝離，將皮瓣旋轉到病損部位將創面覆蓋，而皮瓣的原供區部位可以直接縫合。幾年前，作者父親右側太陽穴位置長了基底細胞癌，呈一枚硬幣大小，切除後如果直接縫合張力太大，會牽引到周圍的眼角，於是採用這種旋轉皮瓣縫合術，預後良好。

黑色素瘤（惡性）

　　黑色素瘤是一種惡性腫瘤。由於在一些電影和文學作品中被提及，這種疾病名氣很大，所以患者一旦聽到這個診斷，就感覺像被判了死刑，實際上黑色素瘤的五年存活率可以達到80%。

　　手術治療成功的關鍵在於早期治療，需要把包括黑色素瘤在內的皮膚廣泛切除。切除範圍由浸潤深度決定，如果病灶深度超過2公釐，切除的邊界就需要超過正常皮膚範圍2公分以上。

血管瘤

　　現代醫學建立之前，人們認為嬰兒的血管瘤與母親在懷孕期間的飲食有關。在西方國家，血管瘤被稱作「母親的印記」，所以用顏色鮮豔的食物為其命名──葡萄酒色斑、草莓型血管瘤等。

　　長在額部、鼻唇和眼瞼的新生兒紅斑被稱作「天使之吻」，可以在2歲左

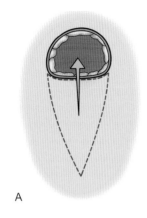 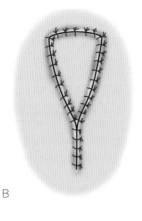

A   B

推進皮瓣示意圖
插圖作者：李一琳

推進皮瓣又叫滑行皮瓣。按照
圖示，先做輔助切口，再將皮
瓣和皮下組織分離，利用皮膚
的鬆弛性將皮瓣推進以覆蓋病
損創面。

右自然消退，這是由還不成熟的皮膚血管擴張調節系統引起的短暫病理生理
過程。

　　嬰幼兒血管瘤可分為增生期、消退期和消退完成期。增生期一般在1周歲之
前，消退期在1-4周歲。手術時機一般選擇在消退期。如果推遲到消退完成期再
進行手術切除，就可以使疤痕最小化。由於在這一時期幼兒已經開始形成自我
意識，這期間的病變可能會對兒童心理產生影響，因此選擇治療年齡時，需要
在最佳手術時機和兒童心理影響之間做出平衡。

　　微血管畸形是「葡萄酒色斑」的現代學術名稱，多分布於唇周和臉頰。病
灶部位的皮膚可能出現纖維血管組織增厚，通過雷射治療可以使紅斑變淡。微
血管畸形在女性身上更多見，分布於顎面部，會嚴重影響患者的外貌和心理。
我之前見過的幾個血管瘤患者都是面容姣好的年輕姑娘，其中一個女孩長有大
面積的鮮紅色血管瘤，但是她性格外向樂觀，我想一定是自小就從家庭獲中得
了強大的心理支持。

黃褐斑

　　黃褐斑常對稱分布於顴骨、臉頰等部位，其產生與荷爾蒙相關。比如，長
期口服避孕藥的女性、以及體內雌激素濃度發生改變的孕產婦容易出現黃褐
斑，暴露於日光之下會加重症狀。雷射治療對黃褐斑有效。

紋身

　　台灣紋身的歷史悠久，不過早期台灣人對此不太認同，直到2012年在台北市文化局協助下，「西門町紋身街」的招牌高掛，台灣刺青師屢獲國際比賽大獎，台灣刺青藝術的發展已趨漸成熟。不過若要考取警察人員，體格檢查身上有幫派、色情等不雅之紋身或刺青即不合格。因此，對很多青年人來說，清除年少一時衝動留下的紋身是一件很重要的事情。

　　紋身分為藍黑色紋身和多色紋身。如果紋身面積較大，首選雷射去除。紋身顆粒大小一般為10奈米至5微米，所以對應雷射治療的脈寬是10-100皮秒，雷射產生的光震效應[1]可以使色素顆粒崩解，崩解的顆粒會被組織細胞吞噬吸收。

1　光波同時具有波和粒子的雙重性質，這在物理學上叫作波粒雙重性。雷射照射人體組織時，如果能量密度足夠大，就可以產生震波。

第 5 節　不止於白：美膚

　　大約六百萬年前，人類的祖先和黑猩猩分道揚鑣，開始在非洲大草原上奔跑打獵。人類是最具耐力的長跑選手，長距離的追逐可以讓非洲大草原上的任何大型哺乳動物疲於奔命最後虛脫而死。

　　這首要歸因於人類具有所有哺乳動物中最佳的散熱系統。人類皮膚分布著300萬個汗腺，除了頭頂和會陰之外遍布全身，而且在進化的過程中，為了散熱脫去了濃密的毛髮。

　　皮膚中的黑色素能夠抵擋紫外線，起到保護作用。因此，低緯度地區的人種天生擁有深色皮膚。在向高緯度遷徙的過程中，因日照減少，不再需要過多的黑色素；相反，皮膚需要日照來合成維生素D，因而外界環境長期選擇出了淺色的皮膚。不僅是不同人種膚色不同，即使同樣是高加索人種，從斯堪地納維亞半島到義大利半島，人們的膚色也有著巨大的差異——膚色是人體適應外界環境的結果。

　　在東亞地區，我們幾千年來都推崇白皙的肌膚。俗話說「一白遮三醜」，我們覺得白皙的肌膚更加美麗，因為這意味著擁有更多的財富和更高的社會地位，不需要受風吹日曬的勞作之苦。相反，在工業化進程更早的歐美地區，人們會覺得有時間走出辦公室，做做日光浴，把肌膚曬成小麥色才是時尚與健康的。然而，只有修長健碩的體格搭配小麥色的肌膚才是時尚，否則就是一個黑黝黝的「油膩中年」。

　　從健康的角度來講，防曬是正確的選擇，因為皮膚光老化是最大的危險因素。除此之外，吸菸對皮膚造成的危害也是可以預防的。就保持健康的皮膚而言，東亞女性在這兩點上都做得很好，這也是東亞女性看上去常常比實際年齡更加年輕的原因之一。

　　很多美妝部落客喜歡故弄玄虛，宣傳所謂的「四季色彩理論」，比如淺粉色肌膚屬於春季型，還把膚色和性格綁在一起，教你該怎麼搭配服飾、怎麼上妝。像這種概念炒作層出不窮，都是新瓶裝舊酒，每隔幾年都會冒出來一批。

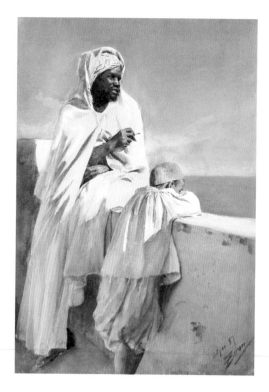

油畫　作者：安德斯·佐恩

吸菸與紫外線是損傷皮膚的重要危險因
素，圖中的男士似乎毫不在意。他皮膚
中的黑色素能夠抵擋紫外線，起到保護
作用。

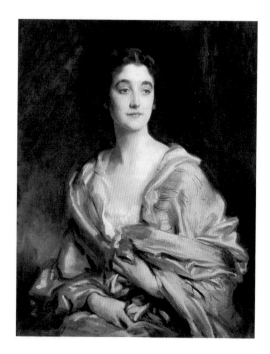

油畫《洛克薩維奇伯爵夫人像》
作者：約翰·辛格·薩金特

歐美等地的人們去戶外做日光浴，把肌
膚曬成小麥色，是在現代工業化之後的
事情。畫中女性臉部和頸部、胸口的皮
膚十分白皙，可見少在戶外勞動，足以
佐證她「伯爵夫人」的身分。

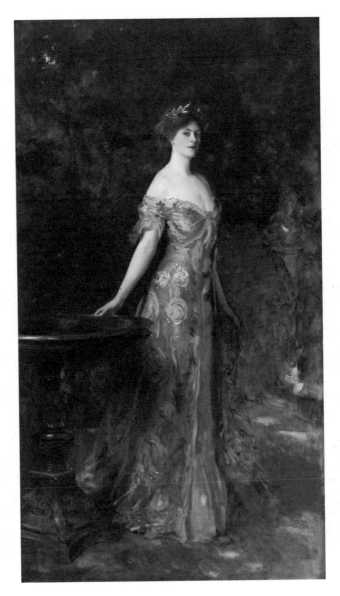

油畫《薩瑟蘭公爵夫人米利森特像》
作者：約翰‧辛格‧薩金特

圖中綠色長裙更加襯托出公爵夫人膚色白皙。要真正瞭解一個
人的膚色，需要明白顏色的構成。

現在的化妝品銷售人員介紹皮膚顏色，「冷膚調」、「暖膚
調」等一套名詞講下來，顧客就被迷惑住了。其實皮膚中的黑
色素顆粒多少、角質層的厚度、血紅素含量、微血管是否循環
良好，這些因素才決定了我們的膚色。

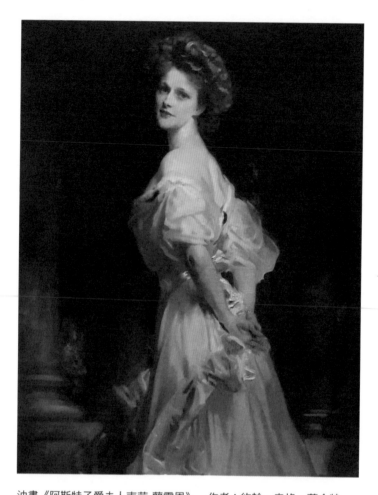

油畫《阿斯特子爵夫人南茜-蘭霍恩》　作者：約翰·辛格·薩金特

圖中女子皮膚白皙紅潤。許多女孩洗完熱水澡，對著鏡子擦乾頭髮的時候，都覺得自己粉撲撲臉龐豔壓桃花。這是因為熱水浴會讓微血管擴張。白皙而又紅潤的肌膚反映出血液中豐富的氧化血紅素和良好的血液循環。

兩千多年前，古希臘時代的醫師希波克拉底把人的性格劃分為多血質、膽汁質、黏液質、抑鬱質。我們現在還時不時能看到一些上電視台節目的偽專家，把體液性格理論作為一種新發現的知識，拿來給嘉賓們做分析。如果這些專家讀過一點真正的心理學和精神病學知識，就會意識到這並不算什麼新發現。

　　與此相對應，中國古人也發明了陰陽五行等抽象概念，都來自一種哲學思考。也有人宣稱自己發明了用色彩來描述性格的理論。

　　如果我們想真正瞭解一個人的膚色，就需要明白顏色的構成。學習過繪畫就知道，人們使用3個參數來描述色彩。

色相：指一種顏色的紅綠藍主色。
彩度：指一種顏色的飽和度。
明度：指一種顏色的明暗。

　　錢鍾書的小說《圍城》裡，鮑小姐生於澳門，有少量葡萄牙血統，膚色較深，但是「暗而不黑」、「肥膩辛辣」，和瘦削乾癟、「死魚肚一樣白」的蘇文紈相比，在方鴻漸眼裡自然性感迷人。「暗而不黑」就是指膚色勻淨，整體明度較亮。

　　現在的化妝品銷售人員會給客戶介紹皮膚顏色，「冷膚調」、「暖膚調」等一套名詞講下來，顧客就被迷惑住了。其實，皮膚中的黑色素顆粒多少、角質層的厚度、血紅素含量、微血管是否循環良好，這些因素才決定了我們的膚色。

　　陸遊的詩詞中說「紅酥手，黃縢酒」。我認識一個生長於會稽的女孩，年輕時候的她就長有一雙「紅酥手」，雙手皮膚極薄，顯出皮下氧化血紅素的顏色，細膩柔軟，所以是「酥紅」。

　　肝病患者皮膚會呈現不健康的黃色，隨著血液當中的膽紅素濃度增加，皮膚顏色會從金黃色慢慢變為近似黑色。所以如果一個人臉色晦暗、印堂發黑，就會讓人覺得精氣神不好。

再比如，如果一氧化碳中毒，血紅素和一氧化碳牢固結合之後呈鮮紅色，比氧氣和血紅素結合的顏色還要鮮豔，這在診斷學裡有一個專門的名詞，叫作「櫻桃紅」。

不管化妝品行業和美妝部落客製造了多少層出不窮的概念，我們對皮膚分型有科學的分類標準。褒曼（Baumann）皮膚分型根據4個參數進行評估：敏感／耐受、色素／無色素、油性／乾性、緊緻／皺紋。因此，理論上有16種組合來評估一個人的皮膚狀態。

乾性和油性皮膚可以同時存在於一個人身體不同部位。比如，我每天下班離開病房前都習慣用熱水淋浴來驅除疲勞，在乾燥寒冷的北京，四肢和軀幹皮脂腺分泌較少的部位會出現搔癢，這種嚴重的皮膚乾燥稱作「冬季搔癢症」。同時，臉部仍然會有油脂分泌，油脂不小心就會堵塞毛孔和皮脂腺。

敏感皮膚可有炎症、痤瘡、皮疹、紅斑、刺痛等症狀，而角質層較厚的耐受性皮膚則可以放心使用強效護膚品和換膚藥物。

褒曼分型標準裡的「色素」不是指皮膚顏色，而是指皮膚是否容易形成色素沉澱。比如有黃褐斑、雀斑、曬斑等都歸入有色素皮膚類型。一些人肌膚顏色淺，卻不太容易曬黑，這應該歸入無色素類型。我小時候每年夏天和

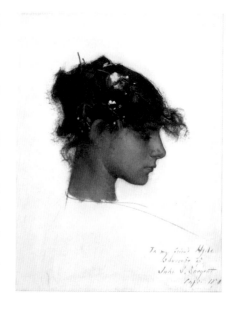

油畫《阿納卡普里女孩頭像》
作者：約翰·辛格·薩金特

在錢鍾書的小說《圍城》裡，鮑小姐生於澳門，有少量葡萄牙血統，膚色較深，但是「暗而不黑」「肥膩辛辣」，和瘦削乾癟、「死魚肚一樣白」的蘇文紈相比，在方鴻漸眼裡自然性感迷人。「暗而不黑」指膚色勻淨，整體明度較亮。圖中女孩的膚色即屬於此類。

夥伴們露天游泳，肩膀都會因為裸露在陽光下而曬傷。有的小孩會在肩臂處曬出黑白明晰的界線，而我就是發紅、起泡、脫皮，膚色卻不受影響，這種特質讓很多女生羨慕不已。

美白針

以汞為代表的重金屬可以抑制黑色素形成，在化妝品中加入鉛和汞來美白，已經有上千年的歷史。這些化妝品雖然是外用，但是其中的重金屬仍然會被皮膚吸收，對人體產生不可逆轉的傷害。

美白針通過靜脈注射的方式使藥劑直接進入人體。很多醫療機構聲稱自己的藥劑配方保密，但其主要成分都是傳明酸、維生素C和還原型穀胱甘肽，其原理是通過抑制酪氨酸酶來減少黑色素形成。在日本、韓國以及台灣，有不少女性聲稱打美白針效果明顯，但其實台灣的衛生主管機關衛生福利部沒有核准美白針產品，且傳明酸和維生素C都會影響凝血功能，對某些凝血功能異常者具有很高的風險。

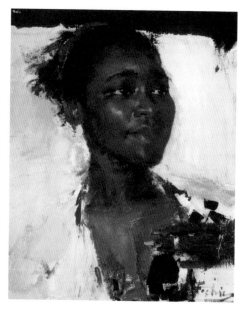

油畫　作者：尼古拉・費欣

根據褒曼皮膚分型，我們可以看出圖中人物的臉部皮膚黯黑，油性明顯，但是皮膚緊緻耐受。

雷射

雷射的能量可以破壞黑色素，去除紋身的皮秒雷射利用了這個原理。皮秒是時間單位，脈寬是指脈衝持續時間，皮秒雷射的脈寬為一萬億（10^{-12}）分之一秒。由於作用時間短、能量集中，這種方法對作用位元點周圍的皮膚組織熱傷害小，而產生的光震效應可以讓色素顆粒迅速崩解，有利於細胞吞噬並代謝黑色素顆粒。

雷射還能刺激膠原蛋白再生，被廣泛用於除皺等臉部年輕化治療。雷射治療之後的皮膚紅斑結痂一般在一週內可以自行恢復。術後需要嚴密防曬，否則會有色素沉澱的風險。

水光針

水光針使用專門的注射器，將非交聯鍵結玻尿酸注入真皮層，起到保濕和除皺的效果。非交聯鍵結的玻尿酸和注入真皮層下方用於填充的交聯鍵結玻尿酸不同，其分子量更小，易於降解，安全性更高，通常作用時間為3-4個月。

依據各地法規不同，在實際操作中，配方裡還會加入維生素C、胺基酸等抗氧化物質和營養物質，這種物質在一定程度上可以營養皮膚，改善膚色。由於真皮層發源於中胚層，所以這種療法又叫中胚層療法（mesotherapy），「美塑」療法是其音譯，是不是一聽就覺得更名符其實了呢？

第 11 章　創新與挑戰

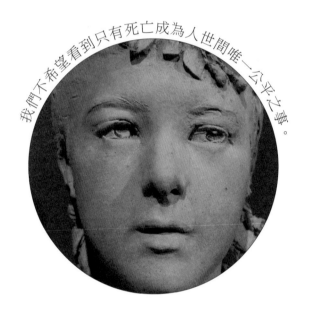

我們不希望看到只有死亡成為人世間唯一公平之事。

第1節　虛擬照進現實：電腦成像與3D列印

電腦成像

前往醫美機構諮詢的患者通常最直接關心的一個問題就是：「我接受手術之後會變成什麼樣？」

諮詢人員會把其他患者手術前後對比照片拿來做一個參考。首先，這種做法涉及別人的隱私問題；其次，每個人的情況不盡相同，這些實際上由銷售轉行而來的諮詢人員所拿出來展示的，總是手術效果最好的那幾張照片。

專業的外科醫師會一邊畫圖一邊講解，給患者解釋手術方法和效果，所以很多優秀的外科醫師也是速寫高手。我在北京協和醫院工作的時候，有的外科醫師手術結束與我交班，也喜歡把手術過程畫成草圖，說明需要注意的情況。

現在已經有比較成熟的商務軟體可以幫助整形外科醫師完成更加專業的工作。這些圖片處理軟體能夠把患者的照片加工成術後可能的預期效果。

電腦輔助外科是一個大課題，這一技術的作用不僅僅在術前處理圖像資訊和預測手術效果上。

三維（3D）重建技術不僅被用於術前的模擬手術，讓患者知道手術之後的預計效果如何，更重要的是，3D重建技術可以精準詳細地獲得患者的形態學資料。例如，3D正顎手術軟體可以通過雷射掃描採集齒列資訊，為治療提供可以依賴的精準設計，也為手術醫師提供模擬訓練。

在手術當中，電腦導航技術可以提高手術的準確性和安全性，把手術之前獲得的數位化資訊和術中目標進行圖像配准。目前，手術導航的光學定位精度已經達到0.1公釐，在術中對手術部位精確即時定位，按照術前設計高度還原。這些技術已經被用於顱顏顎面畸形和創傷的重建。

在虛擬視覺遊戲當中，戴上頭盔的遊戲玩家會獲得沉浸式的體驗，而增強現實視覺技術是在手術室裡實現虛擬資料和現實場景的疊加。手術醫師戴上頭盔後，這種視覺虛擬裝置可以 明他們在術野暴露不清的情況下，完成對解剖結構的「透視」。

3D列印

　　3D列印技術在很多外科已經開始臨床應用，比如根據CT掃描結果製作血管瘤模型和乳腺癌模型，用於手術類比練習。這樣可以提高外科醫師在真正進行手術時的準確性和安全性。在口腔科，3D列印技術可以用來列印植牙植體，使其與牙槽結合更加良好、穩定。

　　我們以外耳重建為例，來說明3D列印技術的工作原理。

　　有的小耳症患者一側外耳缺損，一側正常。外耳重建的傳統手術方法是對照患者正常的一側外耳來重建一個耳廓，要求做出來的新外耳和對側大致對稱。這需要在術前拍攝正常外耳的2D照片，在手術當中用來比照，借此製作另一側的耳廓支架。進行外耳重建術的整形外科醫師有點像雕塑家，需要有良好的空間感。

　　最初應用於外耳再造的3D列印技術，需要先掃描正常外耳，將虛擬資料立體化，然後印表機噴出矽膠等材料，使假體凝固成形。這種列印製作而成的假體不能直接移植，只是作為個體化的模型，用於手術類比練習，或者在手術中作為對照物，幫助手術醫師雕刻用於移植的自體肋軟骨。

　　只有人體組織工程和電腦技術相結合，才能真正發揮3D列印技術的優勢。醫師可以按照患者個體化的外耳3D資料列印製作耳廓生物支架，然後在支架當中培育軟骨細胞。等到軟骨細胞發育成形後再去掉支架，就可以得到能夠直接用於移植的耳廓軟骨支架，完成重建手術。

　　未來的3D列印技術是希望在此基礎上，將不同的細胞分層加工，按照事先的設計直接將骨骼、血管、肌肉等組織疊加成形，實現人體器官的直接列印。

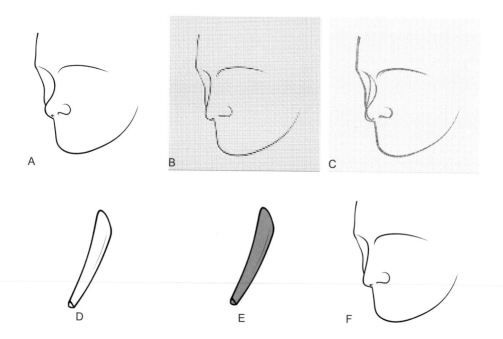

數位化模擬和3D列印技術輔助個性化自體肋軟骨鼻整形流程　　插圖作者：李一琳

圖示流程如下：

A.　在鼻整形術之前通過3D掃描得到患者鼻面部3D圖像

B.　根據患者需求在電腦上類比得到的手術預期3D圖像

C.　將類比圖像資料和術前患者的真實測量資料相減

D.　進行3D列印得到移植模型

E.　比照移植模型雕刻個體化肋軟骨

F.　將肋軟骨植入完成鼻整形手術

目前的3D列印技術先將掃描患者得到的3D資料登錄印表機，列印出的矽膠再凝固成形。這種假體只是作為個體化的模型，用於手術類比練習。未來的3D列印技術期望能夠在人體組織工程和電腦技術相結合的基礎之上，按照事先的設計，將不同的細胞分層加工，直接將骨骼、血管、肌肉等組織疊加成形，實現人體器官的直接列印。

第 2 節　潘朵拉的魔盒：基因編輯技術

在當住院醫師的日子裡，每當辛苦一天卻在夜裡依舊輾轉反側的時候，我會讀一段《史記》。有好幾次，讀著讀著，就只能廢卷而思。

我覺得任何一個人只要有幸通讀一遍《史記》，都會拜服於司馬遷的偉大。太史公以一己之力完成鴻篇巨制，讓所有讀史的後人都只能望洋興嘆。他雖然遭受宮刑，但是以發憤著書的方式獲得了永生。

秦始皇奮六世之餘烈，振長策而禦宇內。雖然求仙煉丹失敗，但是築萬里長城，車同軌書同文，以另外一種方式得以永生。

普通老百姓則只能以生育子嗣的方式追求自身基因的延續。

然而，現代遺傳學和分子生物學的進步讓人們開始意識到，我們可以通過技術改變人類的壽命。染色體末端的端粒結構能夠保持染色體完整，控制細胞分離週期，端粒的長短和細胞壽命有關。這讓科學家相信未來的生物技術可以對人類的壽命施加影響。這些技術發現會不會給我們目前整形外科中所有的抗衰老技術帶來顛覆性的改變呢？

不僅是改變壽命，幾年前沸沸揚揚的基因編輯嬰兒事件也讓人明白，父母可以在嬰兒出生之前對其基因進行修飾，使嬰兒出生之後變得更加聰明健壯，甚至可以按照父母的意願修飾嬰兒的容顏。雖然目前在技術上還無法實現。但這些都不是遙遠的未來，而是即將到來的現實。

在基因編輯技術發明之初，不管制定了多少法律與倫理規範來阻止潘朵拉魔盒的開啟，但是一定會有人敢於在利益驅動之下做出瘋狂的舉動。因此我相信對人類胚胎進行基因編輯是早晚會發生的一幕。

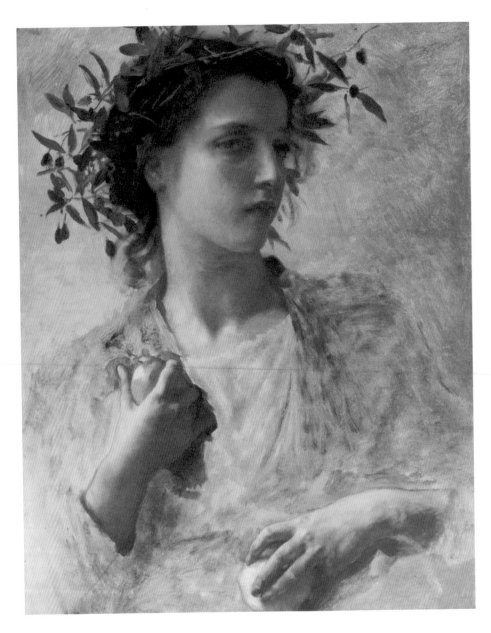

油畫《夏季》　作者：威廉·阿道夫·布格羅

永保青春，是人類的終極夢想。

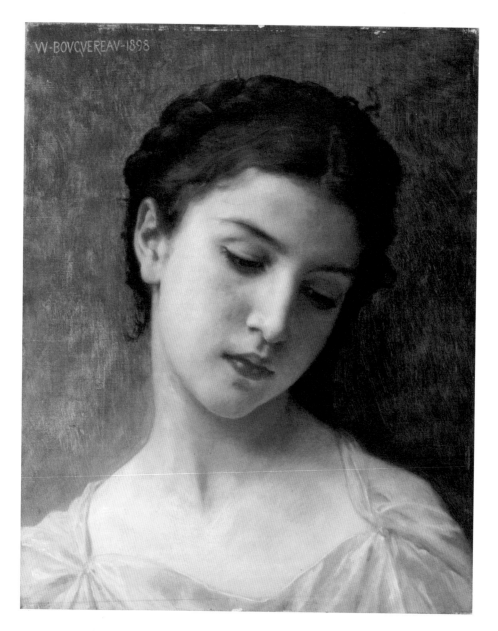

油畫《年輕女孩肖像習作》　作者：威廉・阿道夫・布格羅

19世紀法國學院派畫家布格羅筆下的少女眉眼低垂，溫婉柔美。布格羅一生畫了數百幅少女，這是我最中意的一幅，符合中國傳統女性審美形象，又兼顧了東西方女性相貌特點。

未來會不會出現對人類胚胎進行基因編輯的情況呢？非洲族裔的孩子可以擁有淺色肌膚，一對華人父母也可以生下一個金髮碧眼的嬰兒。對於整形外科醫師來說，在嬰兒出生之前進行基因編輯的技術，就像是重新設計建築物的地基和框架，不再像傳統整形外科那樣，只是在成形的建築體內部敲敲打打、進行裝飾。科技進步讓我們面臨巨大的倫理挑戰。

　　在我即將完成這本小書的時候，中國剛剛在2020年早春經歷了一場嚴重的新型冠狀病毒肺炎（COVID-19）疫情，我也在武漢前線的同濟醫院重症隔離病房完成了兩個月的抗疫工作。而在大洋彼岸，對於美國發生的疫情以及隨後在疫情之下爆發的嚴重種族衝突，我們還看不到結果。

　　在全世界富人和窮人更加分裂對立的大環境之下，在對階層固化的憂慮越來越加深的情況之下，現代資本和科技進步的結合會讓人們質疑，窮人家的孩子是不是也會像《紅與黑》裡面那個相貌英俊的窮小子于連那樣，即使天資聰慧、勤奮努力，也無法出人頭地？甚至本來是從遺傳而來的俊美外貌，在資本和技術面前，也可能不再具有任何優勢？

　　我們不希望看到只有死亡成為人世間唯一公平之事。

名詞解釋

第1章

鞏膜 Sclera 俗稱眼白,眼球壁後部主要組成部分,是一層白色不透明的纖維膜。

瞼裂 Palpebral fissure 上下眼瞼即上下眼皮。瞼裂是睜眼時上下眼瞼邊緣之間所顯露出的範圍,就是一般講的眼睛大小。

角膜 Cornea 眼球壁前部主要組成部分,屬眼球纖維膜最前端透明、稍突出的圓盤狀薄膜部分。無血管、無黑素細胞,有折光作用。

淚管 lacrimal duct 位於內側眼角處的眼附屬器,眼淚在此彙集,與鼻腔相通。

內眥贅皮 Epicanthus 「眥」發音同「自」。內眥指內側眼角,贅皮是內側眼角處的皮膚皺褶,常常是上眼瞼皮膚的延續。

眼袋 Under-eye bags 眼瞼周圍的皮膚軟組織眼眶隔膜鬆弛,其後的脂肪往前膨出形成眼袋。假性眼袋成因大多與生活習慣有關,主要分為水腫與遺傳。

重瞼 Double eyelid 俗稱為雙眼皮。雙眼皮形成的折痕叫作重瞼皺襞,重瞼成形術即雙眼皮手術。

皮瓣 Flap 由具有血液供應的皮膚及其附著的皮下脂肪組織形成。皮瓣的蒂部與供皮區相連,保持血液供應。

第2章

鼻小柱 Nasal Columella 雙側鼻孔中間的軟組織,具有支撐作用。

鼻中隔 Nasal septum 鼻中隔將雙側鼻腔分隔開,由一部分鼻骨和鼻軟骨構成,表面被覆黏膜。

顏面骨 Facial bone 顱骨分為頭顱骨和顏面骨,顏面骨共14塊,決定了面部形態的結構。

第3章

勒福氏第一形上顎切骨手術 LeFort I 上顎骨矯正手術中的基本術式,一般在上顎一側第二前臼齒至對側第二前臼齒區做切口。

頦 Chin 俗稱「下巴」,位於兩腮和嘴下方。

困難氣道 Difficult Airway 臨床經驗豐富的麻醉師在面罩通氣或氣管插管時遇到困難,通常是因為患者上呼吸道梗塞引起。

平均臉 Averageness 根據某人群臉部軟組織的測量資料求出平均值，通過電腦技術處理得到的合成性容貌。

腺樣體增生 Adenoid vegetation 腺樣體位於鼻咽和喉嚨的通道中，具有類似扁桃腺的免疫功能。兒童腺樣體增生可能導致鼻塞、睡眠打鼾、慢性缺氧，影響臉部發育。

第4章

彈力纖維 Elastic fibers 多分布於真皮網狀層，通常纏繞在膠原纖維之間，受牽拉之後易恢復原狀，使皮膚具有彈韌性。

玻尿酸 Hyaluronan 又稱透明質酸。單個透明質酸分子通過交聯作用形成大分子，具有更好的穩定性，不易吸收，可用於人體軟組織填充塑形。

可吸收性聚對二氧環己酮線 PDO 一種目前廣泛使用的可吸收降解的人工合成縫線。這種縫線帶有螺旋狀排列的雙向倒鉤，拉提軟組織時可以增大和皮下層軟組織的接觸面。**淺筋膜 Fascia superficialis** 位於真皮層下方，亦稱皮下組織。主要由疏鬆結締組織構成，包繞皮神經、淋巴管和皮下靜脈。

肌肉筋膜系統 SMAS facelift 位於臉部皮下脂肪層中，由肌纖維和筋膜組成，將皮下脂肪分為深淺兩層，是現代臉部除皺手術的解剖基礎。

小傷口拉皮手術 MACS facelift 對中下臉部的軟組織使用縫線進行環形縫合，縫線所穿過的軟組織區域可以得到整體的懸吊拉提，而縫針穿過軟組織的每一處都會形成波浪式的折疊效果。此手術不需要動刀，比傳統拉皮手術疤痕更小，但難以達到前額、眼睛周圍、頸部等區域。

真皮乳頭層 Papillary layer 皮膚由淺至深分為表皮層、真皮層和皮下組織。真皮層由淺至深分為乳頭層和網狀層。

脂肪栓塞 Fat Embolism 脂肪顆粒進入血液循環堵塞小血管，可能引發「脂肪栓塞症候群」並導致嚴重併發症，嚴重程度取決於堵塞範圍和部位。

利多卡因 Lidocaine 是最常用的局部浸潤麻醉藥物，同時在心臟內科可作為抗心律不整藥物選項之一。

第5章

生物電阻抗 Bioelectrical impedance 人體不同組織細胞的電阻抗特性不同，通過測量電阻抗可以判斷組織構成，評價健康狀態。

體脂率 Body fat percentage 指人體內脂肪重量在人體總體重中所占的比例。

身體質量指數 Body Mass Index, BMI 計算方式為體重（單位公斤）除以身高的平方（單位公尺）。按照國際標準，BMI 25 以上屬於過重，大於 30 屬於肥胖。

膨脹式局部麻醉 Tumescent anesthesia 進行抽脂手術所採用的特殊局部麻醉方法。將腎上腺素和利多卡因與大量鹽水混合後，灌注到皮下脂肪層，鹽水滲透進入脂肪細胞可以導致脂肪細胞破裂溶解，在止痛的同時有收縮血管止血的作用。

第6章

莢膜攣縮 Capsular contracture 假體隆乳術併發症之一。假體植入人體後，周圍的組織會因為異物反應形成包膜，稱作莢膜，莢膜攣縮將導致術後局部疼痛、乳房外形改變。

肌皮瓣 Myocutaneous flap 含有肌肉組織的皮瓣，是一種複合組織瓣，利用該肌肉的血管為蒂進行轉移，其血液供應充沛，易於存活，用於較大創面的修復和重建。

乳房下皺襞 Inframammary fold 乳房下半球與胸壁連接處形成的皺襞。乳房最低點與乳房下皺襞的位置關係用於判斷乳房下垂嚴重程度。

幹細胞 Stem cell 一類具有自我複製和多向分化潛能的原始細胞。在抽取自體脂肪時可以將其中的幹細胞提取出來。

第7章

V區 在體脂率適宜、臀肌輪廓發達時，腰骶部和臀溝上方形成界限分明的V形區域，可以看見清晰的腰窩。

股骨大轉子 Greater trochanter 股骨頸與股骨體連接處的方形隆起，是體表的解剖標誌點。

臀部突度 臀部最高點至股骨大轉子距離除以股骨大轉子至恥骨聯合最高點距離，健美的臀部其突度應該達到2：1。

臀皺襞 Gluteal fold 臀部與大腿連接處的皺襞，臀皺襞弧線是臀部美學評價標準之一。

第8章

凱格爾運動 Kegel Exercise 通過伸展收縮骨盆底肌肉群來增強肌肉張力，可以加強控尿能力，預防女性生育後的尿失禁。

第9章

包皮內／外板 冠狀溝處與陰莖頭接觸的內側包皮稱作包皮內板，外側皮膚為外板。

陰莖白膜 Tunica albuginea　陰莖海綿體由裡到外覆蓋白膜、深筋膜、淺筋膜。白膜較堅韌，在白膜和深筋膜之間或深淺筋膜之間放置填充物，可以達到陰莖增粗的效果。

陰莖海綿體 Corpus cavernosum penis　陰莖結構由一條尿道海綿體和兩條陰莖竇狀海綿體組成，具有支撐作用，海綿體充血時陰莖勃起。兩條陰莖竇狀海綿體長度發育不對稱時會出現陰莖側彎。

第10章

蟹足腫 keloid　一種緩慢生長的良性皮膚腫瘤，可以超過原始的創面邊緣，完全切除之後復發率很高。增生性疤痕的生長則不超出原始創面界限，具有自限性，經過數年時間可以逐漸消退萎縮。

大汗腺 Apocrine gland　又稱為頂漿腺，主要分布在腋下、會陰，排放大量支鏈不飽和脂肪酸和硫化類固醇，導致腋臭。小汗腺排泌汗液調節體溫。

點陣雷射 Fractional laser　又名飛梭雷射。可產生選擇性光熱作用，其作用區域叫作微熱區。和傳統「剝離性」雷射治療相比，點陣雷射光束更細小，因此形成的損傷病灶之間還能存留正常皮膚，可以讓表皮快速再生癒合。

海馬迴 Hippocampus　位於大腦丘腦和內側顳葉之間，在大腦儲存長期記憶和定向功能中有重要作用。

雄性禿 Androgenetic alopecia　在男性中最常見，從前額開始髮際線逐漸後移。這類患者毛囊記憶體在過於敏感的受體，當雄性荷爾蒙在體內轉化為二氫睪酮時，二氫睪酮就會作用於毛囊內的敏感受體，導致毛囊萎縮。

第11章

端粒 Telomere　端粒是真核生物染色體末端的DNA重複序列，細胞每一次有絲分裂，就有一段端粒序列凋亡，當端粒長度縮短到一定程度，會使細胞停止分裂，導致衰老與死亡。

3D重建技術 3D reconstruction　對人體結構建立適合電腦表達和處理的數學模型，重建人體三維資訊。

手術導航 Surgical Navigation　將患者影像資料和患者解剖結構準確對應，在術中跟蹤手術器械並將手術器械的位置在患者影像上即時更新顯示，使外科手術更精確安全。